Margot Schmitz

Gedächtnis ohne Lücken

Margot Schmitz

Gedächtnis ohne Lücken

Alzheimervorsorge:
Hirnfutter gegen Vergesslichkeit

Orac

Alle Angaben in diesem Buch wurden von der Autorin und vom Verlag sorgfältig geprüft. Eine Garantie kann dennoch nicht übernommen werden. Eine Haftung der Autorin bzw. des Verlages und seiner Beauftragten für Sach-, Vermögens- und Personenschäden ist ausgeschlossen.

www.kremayr-scheriau.at

ISBN 978-3-7015-0539-5

Schutzumschlaggestaltung: Kurt Hamtil, Wien
unter Verwendung eines Fotos von iStockphoto.com/John Woodcock
Satz und typografische Gestaltung: Gerald Waibel
Abbildungen auf S. 152 (von links oben nach rechts unten): fotolia.de/MSA; fotolia.de/kharlamova; fotolia.de/Anna Tyukhmeneva; fotolia.de/alliedcom-graphic; fotolia.de/Voizin; fotolia.de/Digitalpress; fotolia.de/Beleberda; fotolia.de/Mario; fotolia.de/dryoria
Druck und Bindung: GGP Media GmbH, Pößneck

Inhalt

Einleitung

Um in Ruhe alt werden zu können, braucht man viel Humor. Man muss scheitern gelernt haben, Frustrationen aushalten und über kleine Wehwehchen hinwegsehen. Ziel dieses Buches ist es, Sie darin zu unterstützen. Altwerden ist ein tolles, anstrengendes und spannendes Projekt. Wir wollen Ihnen das Werkzeug dazu geben.
Ein bisschen schwarzer Humor gefällig?
Der Hausherr macht sich's am Kamin bequem, schon im Schlafanzug, denn er möchte sich von den gestrigen Strapazen erholen. Da klingelt es Sturm an der Wohnungstür, sein bester Freund steht draußen mit einem Riesenblumenstrauß und will zum Geburtstag gratulieren. Der Hausherr ist erstaunt: „Aber, lieber Freund, der Geburtstag war gestern, und die Feier auch – und du warst dabei!"

Keine Sorge, mehr Humor dieser Art wird es in diesem Buch nicht geben, schwarzer Humor macht auch traurig und hilflos, wir wollen aber das Gegenteil erreichen. Wenn man mit einem Blumenstrauß die Feier einfach nochmals erleben möchte, ist das eine schöne Sache, man kann es lustig finden, wenn man selbst sicher in der Hausherrnposition ist. Man kann es aber auch beschämend finden, wenn man dumm vor der Haustür steht. Oder man kann versuchen, rechtzeitig herauszufinden, ob einem so etwas auch passieren kann und ob man es verhindern kann.
Wir lachen als 15-Jährige über die 25-Jährigen, als 50-Jährige über die 40-Jährigen und als 60-Jährige hoffentlich über uns selbst. Wir erkennen uns als das, was wir sind, und lernen uns zu lieben.

Alt sein heißt angekommen sein, angekommen bei sich selbst. Dazu möchte ich das Beispiel einer Seniorenstudentengruppe bringen: Zwölf Studenten, alle über 60, sitzen mit der Ambulanz-Chefin der Sigmund-Freud-Privatuniversität nach einer Lehreinheit in der Selbsterfahrungsgruppe und beratschlagen, was diesmal das Highlight der gerade zu Ende gegangenen Stunden war. Alle sind voller Eifer und beseelt vom soeben Erlebten.

Einer der Studenten kommt aus Oberösterreich, er reist jedes Mal extra an und ist von Donnerstagabend bis Sonntag in Wien, um alle Stunden an der Universität wirklich pünktlich wahrnehmen zu können. Er ist 67 Jahre alt, war immer schon präzise, als Tischler musste jeder Griff sitzen, jede Nehrung passen. Dann gibt es die ehemalige Hausfrau, die drei Kinder großgezogen hat, aber nach deren Studium nichts mehr für sie tun konnte. Sie nennt nun drei propere Erwachsene ihr Eigen und möchte nicht wieder Kinder hüten, zumindest nicht in der nächsten Zeit. Anwesend sind auch der pensionierte Versicherungsmathematiker, der sich eigentlich immer schon für Psychologie begeistert hatte, der rundliche Lehrer, der sich endlich von der Schule und den Schülern erlöst sieht und sich freut, dass nun andere Lehrer für ihn schwitzen müssen. Alle aus der Gruppe sitzen gerne hier. Sie meinen es ernst mit dem Wissensdrang. Sie wollen dem Leben auf den Grund kommen.

Die fröhliche, wissensdurstige Stimmung mit den vielen Highlights und spannenden Erkenntnissen bietet aber auch Platz für die „Kummerecke".

Ein Gruppenteilnehmer erzählt, er sei so unglücklich, weil er dick sei, und das belaste ihn wirklich: Es belaste die Gelenke, beim Umdrehen, beim Anziehen, die anderen können das leicht nachfühlen und auch beobachten. Ein anderer fragt, wann das denn mit dem Dicksein angefangen habe? Der Dicke fängt an zu erzählen: Er wollte seine Frau nicht betrügen, er hatte als Chef viele attraktive Frauen um sich gehabt und die Avancen der Schönen konnte er nur abwehren, indem er zu essen begann. Er durchschaute das auch, aber es schien ihm angenehmer zu sein, zu essen als ein Verhältnis anzufangen, noch dazu am Arbeitsplatz, er wollte nicht der Verführte sein und übersah, dass er sich ein ernsthaftes Gewichtsproblem einhandelte. Dabei war er ein wirklich attraktiver Mann gewesen, nicht nur ein begehrter Chef.

Die Seniorenstudenten sagen ihm im Anschluss, einer nach dem anderen, in unnachahmlicher Alt-Klugheit: „Du kannst jetzt schlank werden, du bist nur mehr für dich verantwortlich und deine Frau. Du bist deine Abteilung los, musst nicht mehr der Chef sein und kannst einfach deinen Körper mögen." „Außerdem, wenn man älter ist, so wie wir, dann geht es nicht mehr darum, einen Mann zu finden, eine Familie zu gründen und Kinder zu kriegen, es geht um innere Inspiration, und diese können wir einander in der Gruppe geben. Wir müssen einander nicht auswählen und keine Hahnenkämpfe führen, wir dürfen einander sagen, was wir denken und haben es miteinander lustig."

Die Gruppe kann gut Wahrheiten miteinander austauschen, sie können frei heraus reden, weil sie die Zeit nicht mehr mit Unwahrheiten und Tändeleien vertun. Es geht in dieser Lerngruppe nicht um den Arbeitsplatz, die Karriere oder um Prestige, es geht um die (Selbst-)Erkenntnis im Alter, um die menschliche Kraft, die miteinander wachsen kann.

Die Gruppe unterstützte den Herrn, der sein Gewicht loswerden wollte. Im Laufe des Studienjahres bekam er viele Komplimente, Kilogramm um Kilogramm schwand, der Zusammenhalt wirkte. Und wenn man ein Studium schafft, dann schafft man es auch, bewusst zu essen, auch das lässt sich studieren und lernen.

In meinem Büro hängt ein Bild von Johanna Braun: eine schöne, lachende junge Frau und ein älterer Herr mit Geldbeutel, als Herz dargestellt. Der Titel des Bildes: „Keine Romanzen ohne Finanzen“. Ein Geschäftsmann, der an unserem Institut in Behandlung ist, wollte ein Foto von sich und diesem Bild haben. „Ich bin ein alter Geschäftsmann“, sagte er, „ich bin erfolgreich, ich weiß, dass das Erotischste an mir mein Geldbeutel ist, aber ich liebe den Anblick schöner Frauen. Das Beruhigende ist, Geld allein genügt nicht, wenn schöne Frauen einen schönen Abend mit mir verbringen wollen, dann muss ich schon charmant und großzügig sein. Dann sitzen sie gerne mit mir zusammen und ich freue mich über ihre Gesellschaft. Ich möchte nicht mit Resturlaub und Sparbuch sterben.“

Man mag den Zugang zum Altwerden so oder so für sich entdecken, wichtig ist, dass man es mit anderen gestaltet. Die Verbindung von Mensch zu Mensch ist entscheidend, und dazu muss man zuerst einmal mit sich selbst beginnen: sich selbst gut behandeln und wissen, was für einen selbst gut ist. Und dabei tut einem Anstrengung und Ausdauer gut, genauso wie Genuss.

Was das Hirn braucht, um gesund zu bleiben

Was ist normales und was ist vorzeitiges Altern? Wenn man die Menschen fragt, wovor sie sich am meisten fürchten, dann antworten 84%, dass sie vor dem geistigen Verfall, der Abhängigkeit und Hilflosigkeit im Alter die größte Angst haben.

Nicht so sehr die physische Schwäche, sondern vielmehr der geistige Verfall bereitet ihnen Sorgen. Viele haben das Gefühl, der geistige Verfall sei unausweichlich und unaufhaltsam und man könne sich seinem Schicksal nur ergeben. Die Menschen haben keine Erfahrung damit, 90 und älter zu werden. Bis vor kurzer Zeit gab es nur wenige Hochbetagte und sie waren eine bestaunte Ausnahme. Finanziell waren sie keine Gefahr für die Gesellschaft. Doch wenn die zwischen 1946 und 1964 Geborenen im Jahr 2030 zwischen 65 und 85 Jahre alt sein werden, dann werden sie mehr als 20% der Bevölkerung in den reichen Ländern ausmachen. Sie müssen sich im Klaren sein, dass sie ein finanzielles Desaster für die Gesellschaft sein können, wenn sie 90 und 100 Jahre alt sind. Dass die Generation, die so lange lebt, die Weisheit und Einsicht haben wird, sich gesundheitlich so zu erhalten, dass der Generationenvertrag lebbar bleibt, wäre zu wünschen und ist mit unserem Erkenntnisstand auch machbar.

Sowohl für sich selbst als auch den Angehörigen zuliebe ist es notwendig, rechtzeitig für ein möglichst gesundes Altern Verantwortung zu übernehmen, vor allem deshalb, weil es möglich ist. 10% Gehirnverlust ist mit 80 Jahren normal, der zentrale Blutfluss im Hirn ist geringer, senile Plaques (Flecken) in den grauen Zellen und wellige Strukturen beruhen auf normalen Abbauprozessen und sind Teil des Altwerdens. Das ist bei der Haut genauso, Flecken und Falten gehören dazu, wichtig ist,

dass die Haut eine gute Schutzschicht bildet und ihren Zweck erfüllt. Die Haut ist der Spiegel der Seele, das ist in diesem Zusammenhang ein stimmiges und gut eingefühltes Bild.
Selbst im schlimmsten Fall, wenn man krebskrank wird, eine schwere chronische Krankheit wie Multiple Sklerose oder Rheuma oder einen Unfall hat, bedeutet die Minimierung der Risikofaktoren immer, dass die Krankheit dann leichter und besser zu überstehen ist. Die Entscheidung, für sich Verantwortung zu übernehmen, heißt, den Körper zu pflegen, zu schützen, gut zu ernähren und den Kopf zu verwenden – für sich und um der eigenen sozialen Verantwortung gerecht zu werden.
Aber was unterscheidet den 90-jährigen Gesunden mit den erwähnten Plaques von dem Senilen, Unselbstständigen, der für sich nichts mehr tun kann? Nein, nicht die Gene, nein, nicht das Schicksal, die präventive Strategie bis 90 unterscheidet die beiden.
Selbstverständlich gibt es Krankheiten, die keine Wahl mehr lassen, die ihren Lauf nehmen und bei denen nur mehr liebevolle Pflege hilft. Wenn es allerdings um die zukünftigen Hochbetagten der Babyboom-Generation geht, ließen sich 50% der Demenzerkrankungen im hohen Alter durch entsprechende gezielte Vorbeugungsmaßnahmen verhindern.

Die neun Elemente der Gehirngesundheit

Das Gehirn wird mit dem Alter langsamer, zweifellos, aber es hat eine sehr hohe Neuroplastizität. Auch das alternde Gehirn kann sich neu modellieren und zerstörte Verbindungen und Nervenzellen ersetzen. Die Bereiche für Lernen und Gedächtnis können neu strukturiert werden, vorausgesetzt, der „alte Hund“ will einen „neuen Trick“ lernen. Wir haben viele Lernfelder:

Sprache, Gedächtnis, Nachdenken, Abstrahieren, Entscheidungen treffen, Assoziationen pflegen, Neugier und Weisheit schulen. Sie alle lassen sich trainieren, vorausgesetzt, der Mensch, der über 90 werden will, will noch denken, fühlen, spüren.

Wer nicht daran glaubt, das Gehirn beeinflussen zu können, wird weniger Aufmerksamkeit darauf verwenden, es auch beeinflussen zu wollen. Ein Beispiel: Ein alternder Läufer, Bergsteiger, Wanderer wird beim Laufen, Gehen, Wandern langsamer werden: Soll er die Bemühung einstellen oder soll er in der Langsamkeit die Aufmerksamkeit für Mitgeschöpfe, Mitwanderer, die Umgebung und das Erlebnis steigern? Die Antwort ist wohl klar, selbstverständlich vertieft und erweitert sich mit der Verlangsamung das Erleben, weg von „schneller" und „weiter" zu tieferem Erleben, zu Dankbarkeit für den Augenblick und weisen Gedanken über das Laufen, Wandern und Bergsteigen. Es ist auch in Ordnung, langsamer zu lernen, es ist die Tiefe des Augenblicks, der einen das Leben bewusster genießen lässt.

Neun Elemente machen die Hirngesundheit aus: Sprache, Gedanken, Gedächtnis, erlernte Leistungen (z.B. schreiben, Schuhe zubinden, Knöpfe aufmachen, Haare flechten usw.), Auffassung, Urteilsfähigkeit, Aufmerksamkeit, die Beherrschung von Abläufen, die einmal erlernt wurden (z.B. Autofahren, ein Telefon bedienen, ein Gerät in Betrieb nehmen) und die Fähigkeit, einen Sinn im Leben zu finden. Diese neun Elemente müssen geschult werden, will man hirngesund bleiben.

Denkgesundheit und Gefühlsgesundheit

Die Denkgesundheit kann nie ohne die Gefühlsgesundheit existieren. Diese emotionale Gesundheit meint nicht die Abwesenheit einer psychischen Erkrankung, sondern die positive Gefühlsanpassung an die Realität, an das Leben, wie es fließt. Zur mentalen Fitness, der ein eigenes Kapitel gewidmet ist, gehört die Fähigkeit, Gefühle zu regulieren. Hirngesund ist der, der in der Lage ist, die eigenen Gefühle zu erkennen, zu steuern, andere wahrzunehmen und konstruktiv mit Gefühlen umzugehen. Emotionale Belastbarkeit entwickeln, Gefühle aushalten können, weise und achtsam sein, das ist mindestens so wichtig wie das Gedächtnis zu trainieren. Wenn man die Wahl hat zwischen Kreuzworträtsel üben und anderen zuhören, sich in andere einfühlen und gemeinsam über Lösungen nachdenken, mit dem Ziel, sich zu engagieren, dann ist ganz klar: Kreuzworträtsel in die Ecke, raus zum menschlichen Engagement.

Man kann Unmut aushalten und Ärger verkraften lernen. Alle anzuraunzen, zu schimpfen, zu keifen und zu drohen, das ist mit Gefühlsanpassung nicht gemeint. Eine reife Persönlichkeit ist in der Lage, Widrigkeiten zu verkraften und darüber nachzudenken, was der eigene Anteil an dem Problem ist. Wer das kann, kommt damit auch besser zurecht. Hassen, die Ausländer verantwortlich machen und bessere Zeiten beschwören, das bringt nur Rechtsradikalität. Respekt und Wertschätzung ist gut fürs Hirn. Fremdenhass und Schuldzuweisung machen doof und lebensunlustig.

Eine der besten Übungen zur Gefühlsgesundheit ist die Jesuitenübung: Ein Alter hört einem Jungen zu, bei den Jesuiten war es der Prior, der dem Novizen zuhörte, und wiederholt, was der Junge gesagt hat. Am besten geht man gemeinsam in aller Ruhe eine Stunde in einem Kreuzgang oder als Normalsterblicher in einem Park spazieren, hörend und sorgfältig wiederholend, was der Junge sagt. Nach der Stunde weiß der Junge, was zu tun ist, und der Alte hat erfasst, worum es geht. Das Zuhören schärft den Verstand und das Sprechen die Geduld. So gibt es einen doppelten Gewinn. Weisheit bedeutet, Geduld zu haben, sich etwas beschreiben zu lassen, die eigene Beschränkung anzuerkennen und den kreativen Raum für beide zu schützen, die sich aufeinander einlassen. Die Übung heißt deshalb Jesuitenübung, weil es bei den Jesuiten Vorschrift war, vor allem zuzuhören und nichts hinzuzufügen, sondern erst einmal das Gesagte zu wiederholen, um zu begreifen, wo der andere steht. Diese Übung hat noch immer nicht genügend Eingang gefunden in Management, Bildung und Politik, Achtsamkeit für andere ist eine Übung, die wir noch nicht wirklich gelernt haben. Aber wir werden jetzt alt genug, um diese Übung zu begreifen und in unserem kreativen Umgang mit dem Leben zu trainieren.

Hirngesundheit und Körpergesundheit

Es gibt jetzt schon Hochbetagte, wenige, aber doch. Wer sind die 100-Jährigen, was haben sie gemeinsam? Sie sind keine Asketen, keine früheren Leistungssportler, sie sind gern unter Menschen, trinken bisweilen ein Glas Wein, haben meist in ihrem Leben keine Krankheiten gehabt und waren immer aktiv und körperlich in Maßen tätig, rauchen nicht und zeigen Engagement für vieles. Sie können über den Sinn des Lebens erzählen, zuhören und den Tag genießen, denn er kann und darf der letzte sein. Meist fürchten sie sich nicht vor dem Tod, sie sind bereit, jederzeit zu gehen.

Die Hirngesundheit kann nicht unabhängig von der körperlichen Gesundheit gesehen werden. Das Hirn ist gesund, wenn für den Körper vom Hals abwärts Sorge getragen wird.

Das heißt zuallererst tägliche Bewegung, Vermeidung von Bluthochdruck und hohen Blutfettwerten, erfolgreiche Kontrolle des Blutzuckers, auf keinen Fall rauchen bzw. so rasch wie möglich damit aufhören. Die Strategie muss ganz klar sein, Ausreden gelten nicht: Selbstverantwortung ist nicht delegierbar. Sonst bekommt man im Alter die Rechnung für mangelnde Verantwortung in früheren Jahren serviert. Bluthochdruck und Altersdiabetes sind eine Frage des Lebensstils, genauso wie das Gewicht und der Body-Mass-Index sowie die emotionale Achtsamkeit. Wir werden zu alt, um uns einfach dem intensiven Nichtstun zu widmen. Wir werden zu siech und zu doof, um uns in diesem Zustand anderen zu überantworten, wir müssen damit rechnen, dass wir der Familie und der Gesellschaft nicht zumutbar sind, wenn wir nicht rechtzeitig selbst Verantwortung für uns übernehmen.

Strategien wider die Senilität und Abhängigkeit, die einem denkenden und fühlenden Menschen zumutbar sind, allerdings auch Anstrengungsbereitschaft und Autonomie verlangen, sind erlernbar. Im Folgenden eine Übersicht über die Elemente, die dazugehören, detailliertere Informationen dazu finden sich dann in den weiteren Kapiteln dieses Buches.

Bluthochdruck-Behandlung

Hoher Blutdruck kann die Arteriosklerose vorantreiben und kleine Gefäße im Gehirn verschließen, dadurch eine chronische Unterversorgung von Nervenschutzhüllen verursachen und einen Schlaganfall vorbereiten. Bluthochdruck verursacht möglicherweise degenerative Veränderungen kleiner Gefäße und lässt die Blut-Hirn-Schranke weniger wirksam werden. Das Hirn hat eine Absperrung, die Blut-Hirn-Schranke, die verhindert, dass Infektionen, Schadstoffe und Gifte eingeschwemmt werden, die die Hirnfunktion beeinträchtigen. Diese Absperrung gilt es unter allen Umständen zu schützen.

Senkung der Blutfettwerte

Die Blutfettwerte müssen sich in einem normalen Rahmen bewegen, weil zu hohe Cholesterinwerte Ablagerungen im Gehirn fördern, die sogenannten Hirngefäß-Plaques, die die Nervenzellen im Gehirn schädigen können.

Antioxidantien

Freie Radikale sollten erst gar nicht entstehen oder aber rasch abgebaut werden, weil sie Hirnzellen schädigen. Dazu ist eine gute Ernährung notwendig: Was da alles dazugehört, ist im Kapitel „Genussvoll und gesund essen“ ab Seite 25 ausführlich dargelegt.

Das noch größere Problem aber ist das Rauchen: Das ist das Schlimmste, was Sie hier tun können. Die Schadstoffe in den Zigaretten, insbesondere Ruß, erzeugen freie Radikale, die normalerweise im Körper nichts zu suchen haben. Zudem wirkt Rauchen gefäßverengend. Nicht die Lunge ist dann das Problem, sondern die Minderversorgung des Gehirns.

Vitamin B 12, Folsäure, Vitamin D

Vitaminmangelzustände und Vitaminüberversorgung sind gleichermaßen schlecht, das Wissen über sinnvolle Maßnahmen gehört ebenfalls zur eigenverantwortlichen Vorsorge. Es geht nicht darum, Pillen zu schlucken, sondern darum, zu wissen, was der Körper braucht und wie man Mangelzuständen vorbeugen kann. Ein Beispiel: Mehr als 25% der Menschen haben einen Vitamin-D-Mangel, das wird aber in keiner Routineuntersuchung kontrolliert. Vitaminmangel können Sie vermeiden. Wie, das steht im Kapitel „Genussvoll und gesund essen“ ab Seite 25.

Nahrungsoptimierung und hilfreiche Chemie

Auch wenn es bereits zu nachgewiesenen neuropsychologischen Ausfällen gekommen ist, in der Vorstufe der Demenz und bei dementiellen Zuständen, ist man seinem Schicksal

nicht ausgeliefert. Es gibt eine Reihe von hilfreichen Therapieansätzen, die auch laufend durch neue Forschungsergebnisse verbessert werden.
Diese Möglichkeiten kann man auch für sich überprüfen und gegebenenfalls anwenden. Die Beschreibung der Therapieansätze finden Sie im Kapitel „Therapie-Optionen“ ab Seite 180.
Fischöl, Safran, Sesam, grüner Tee, viele Nahrungsmittel, Gewürze und Pflanzenstoffe werden gerade untersucht und darauf abgeklopft, ob sie nicht dazu geeignet sind, über die Säulen der Herzgesundheit, Bewegung und Ernährung hinaus gesundes Altern zu fördern. Es könnte sein, dass es Nüsse gibt, die vor Alzheimer schützen. Das klingt nach Utopie, aber in einem Tal, in dem auffällig wenig Demenzkranke leben, aber die Bevölkerung uralt wird, werden genau solche Nüsse auf ihre Schutzwirkung hin untersucht. Dass Nüsse gesund sind, wissen wir, welche aber in der Vorbeugung besonders geeignet sind, das wird in der Wissenschaft gerade heiß diskutiert. Medizinische Hirnnahrung gibt es, die ersten Ergebnisse sind da.
Wenn eine Krankheit entsteht, kann man sie managen, man kann eine Patientenverfügung erstellen, man kann das Zeitfenster von der Erstdiagnose bis zum wirklichen geistigen Verfall für alles nutzen, was das Leben schön macht, meist hat man mehr als zehn Jahre dafür Zeit.

Blutzucker-Senkung

Sehr wichtig ist es, den Altersdiabetes zu verhindern oder so rasch wie möglich wieder zu normalisieren, denn Altersdiabetes führt fast zwangsläufig zu Gedächtnisstörungen, Hirndurchblutungsstörungen und Blutflussbeeinträchtigungen. Dazu ist zum einen ein vernünftiger Lebensstil mit gesunder Ernährung und ausreichend Bewegung erforderlich, zum anderen eine gute Therapie des Altersdiabetes und eine gute Blutflusseigenschafts-

Therapie. Eine gute Therapie senkt den Blutzucker, erklärt, wie man den Blutzucker-Anstieg verhindern kann und macht deutlich, dass das Ergebnis nicht nur für den Moment wichtig ist, sondern Jahre an Lebensqualität dran hängen. Zucker ist nicht nur im Blut gefährlich, sondern vor allem auch im Hirn.

Hormontherapie

In der Frage der Hormontherapie ist noch immer nicht ganz klar, was sinnvoll ist und was nicht. Keinesfalls sinnvoll ist Panikmache und gänzlicher Verzicht auf Hormone. Eine gute Östrogenersatztherapie oder Testosterontherapie ist in Abwägung von Nutzen und Risiko eine fachärztliche Meisterleistung, die individuell abgestimmt werden sollte. Hormone entscheiden über Energie, Lust, Neugier und das Gefühl, dem Leben gewachsen zu sein. Deshalb kann man das Thema Hormone nicht auf die Frage nach dem Brustkrebsrisiko reduzieren. Hormone sind wichtige Hirnbestandteile, sie kurbeln den Lebenswillen an und machen neugierig oder abgeschlagen. Hormone tragen wir nicht im Bauch herum, ihre Ausgangsstoffe und Rückkopplungsmechanismen haben wir im Hirn.

Mit dem Rauchen aufhören

Rauchen ist katastrophal für das Gehirn. Leise, stille Hirninfarkte sind wahrscheinlich, der oxidative Stress, der die Nervenzellen schädigt, ist dramatisch erhöht, Tabak verursacht Arteriosklerose, also in letzter Konsequenz Gefäßverschlüsse. Nicht nur die Haut wird minderdurchblutet und runzelt um vieles schneller, im Gehirn wirkt sich das genauso aus.

Gesunde Ernährung

Es geht nichts über indische oder mediterrane Kost. Im Kapitel „Genussvoll und gesund essen“ werden die Möglichkeiten einer fischreichen Ernährung, die für geringere Blutfette und richtige Blutzuckerwerte sorgt, ausführlich beschrieben, ebenso alle wichtigen Vitamine und Spurenelemente in Gemüse und Obst. Was Gewürze bei der Krebsbekämpfung und für die Herzgesundheit bewirken können, ist ebenso Thema dieses Kapitels. Essen Sie nicht wahllos Pillen, nur um Ihr Gewissen zu beruhigen oder Ihre Ängste zu bedienen, die sollten Sie besser mit dem Mentalen Fitnessprogramm schulen, wie es ab Seite 126 beschrieben ist.

Stress reduzieren

Glucocorticoide sind das Ergebnis von Stress im Blut, sie können die Nervenzellen im Hippocampus ruinieren. Der Hippocampus ist ein wichtiger Verschaltungsort im Hirn, der abstraktes Denken und Gefühlsleben steuert. Glucocorticoide bewirken oxidativen Stress und eine Schädigung von Hirnzellen. Stress heißt im Klartext: nicht genügend schlafen, nicht genügend das tun, was einem Spaß macht, rennen für andere, einen Vorgesetzten haben, der sich nicht wertschätzend verhält, und nicht wissen, wofür man sich Tag und Nacht anstrengt, sprich, den Lebenssinn nicht finden.

Wenn Ihre Arbeit, Ihre Beziehung, das Gefühl der Sinnlosigkeit Sie krank machen, dann beginnen Sie so schnell wie möglich eine Therapie. Sie verschmutzen Ihren Hirnstoffwechsel mit depressiven Gedanken und riskieren nicht nur psychisches Leid, Schlafstörungen und Energielosigkeit, sondern auch Herzinfarkt, Infektionen und psychosomatische Erkrankungen. Nehmen Sie Ihr Unglück ernst, erlauben Sie sich, Fragen zu stellen: Lohnt sich das Leben vor dem Tod, komme ich meinem Lebenssinn näher oder versuche ich nur, den Tag irgendwie zu überstehen, um mich dem abendlichen Nichtstun, dem Wochenend-Nichtstun, dem Im-Urlaub-intensiv-Nichtstun zu widmen?

Keinen Sinn im Leben zu finden, das kann nur schiefgehen. Wir werden zu alt, um das auszuhalten. Da kriechen dann Gedanken in die Leere: Wozu und wofür? Das ist Stress, da braucht es einen Therapeuten, einen spirituellen Helfer oder aber zuerst einen Mediziner, wenn Sie so ausgebrannt sind, dass Sie keine Kraft mehr haben, um sich selbst zu helfen. Mehr dazu erfahren Sie im Kapitel „Den Stress besiegen" ab Seite 81.

Bewegung

Regelmäßige Bewegung, das heißt mindestens dreimal pro Woche eine halbe Stunde flott gehen, zweimal wöchentlich eine halbe Stunde Mobilisierung der kleinen Gelenke, zum Beispiel mittels Yoga, Stretching, Mobilisierungsübungen, Feldenkrais, Pilates, den fünf Tibetern, und zweimal pro Woche eine halbe Stunde Kräftigungstraining. Das ist ein Muss, um nicht im Körpergefängnis eingesperrt zu sein und nicht mit Schmerzen zu enden. Sie bewegen sich nicht vorrangig für den Körper, sondern für den Geist und das, was ihm Bewegung an Erlebnis bietet. Im Kapitel „Bewegung macht fit im Kopf" ab Seite 56 wird das genauer erläutert.

Soziales Leben

Ein aktives soziales Leben mit einem Netzwerk an Freunden und Bekannten, mit physischer Erholung und sozialen Aktivitäten wie Spielen, Musikmachen, Feiern und Geschichten austauschen reduziert Stress, beugt Hirnabbau vor und schützt die Gefäße, weil die schädliche Stresschemie vermieden wird.

Was das alles bringt

Was am allerwichtigsten bei all diesen Bemühungen ist: Es ist erwiesen, dass sie wirken und das Gehirn vor dem Abbau schützen. Das sollten Sie sich immer vor Augen halten. Die kognitive Reserve, über die das Hirn verfügt, wird mobilisiert. Mit den oben beschriebenen Maßnahmen trainieren Sie sich einen Turboeffekt an, der die Gehirnzellen zur Aktivität zwingt. Statt einfach abzubauen, baut sich das Gehirn an anderer Stelle wieder auf. Die Gehirnplastizität wird angekurbelt: Auch wenn das Gehirn Narben aufweist und sich Abbauprodukte angesammelt haben, an anderen Stellen des Gehirns ist dann aktiver Aufbau im Gange und die Nervenzellen sprießen.

Natürlich spielt es bei der kognitiven Reserve eine Rolle, ob jemand intelligent ist, lebenslang Neues gelernt hat, viele Jahre mit Bildung und Denken zugebracht hat und ob Freunde und der Austausch mit vielen unterschiedlichen Kulturen normal und ständig als geistiges Zubrot vorhanden waren und sind. Je mehr Sprachen jemand gelernt hat, desto länger wird der Sprachschatz groß oder noch eine neue Sprache erlernbar sein. Je mehr jemand mit Freunden, in der Familie, in der Gemeinde, in sozialen Organisationen oder in anderen Zusammenhängen nachdenkt und über Probleme und deren Lösung diskutiert, desto eher wird abstraktes Denken und Urteilen geübt bleiben, desto mehr werden die Baustellen im Gehirn bewirtschaftet. Sich zum gemeinsamen Wandern und Gärtnern, Naturerlebnis und zum Wein zu verabreden, bringt auch neue Nervenzellen. Wenn Sie dann noch den Geschmack schulen und riechen üben und kochen lernen oder es perfektionieren, dann sind nicht nur unvergessliche Kindheitserlebnisse Ihre geistige Nahrung, sondern Sie können auch von neuen Erlebnissen mit neuen Aromen und Gaumenfreuden zehren. Deshalb sind die Frauen auch meist fitter im Alter, weil sie ein Leben lang mehr Praxis, Handeln und Alltagsbewältigung geschult haben.

Emotionale Gesundheit

Die Wissenschaft der Erforschung der „goldenen Jahre" der Hochbetagten steht erst am Anfang, aber die primäre Aufgabe, die es zu lösen gilt, ist schon klar: Die emotionale Gesundheit ist wichtiger als die kognitive Gesundheit, die Rolle der Gefühle ist vorrangig. Die inneren Gefühlskonstrukte müssen stimmen. Die Menschen müssen lernen, Stress abzubauen, Feindseligkeit und Depression zu überwinden, falls notwendig mit Hilfe einer Psychotherapie. Um Gefühlsgesundheit und Denkgesundheit zu erreichen, muss aber auch das Herz-Kreislauf-System intakt sein, die Nebennieren und Immunfunktionen müssen passen, man muss seine genetischen Risiken kennen und seine physischen Grenzen gut nützen.
Wenn Sie feindselig und depressiv sind, dann können Sie nicht gesund bleiben. Aber Sie können diese Haltung aufgeben, Sie können wählen. Wenn Sie übergewichtig und mit hohem Blutzucker unterwegs sind, dann müssen Sie sich klarmachen, dass Ihr Hirn die Rechnung zahlt. Wenn Sie aus Ihrem Haus und Ihrem täglichen Trott nicht herauskommen, dann werden Sie sich mit dem Altwerden plagen.

Klar im Kopf sein und bleiben – die To-do-Liste

- Bleiben Sie im Kopf aktiv, seien Sie neugierig und lernen Sie ständig etwas dazu: Indem Sie lesen, schreiben, Kopfnüsse knacken, Vorlesungen anhören, Lesungen besuchen, ins Theater gehen, Musik hören, Spiele spielen, im Garten arbeiten und sich Denkaufgaben stellen oder gestellt bekommen.

- Soziale Aktivität ist unverzichtbar: Netzwerken beitreten, sich in der Freizeit für Projekte engagieren, Unternehmungen aller Art mit Freunden und Bekannten, reisen und aktiv sein – das sorgt für das so wichtige erfüllende Sozialleben.
- Auch für Ihren Körper müssen Sie was tun: Gehen, Radfahren, Gärtnern, Tai Chi, Yoga sind nur einige Beispiele dafür, mindestens 30 Minuten pro Tag muss das Herz höher schlagen. Tun Sie alles, um Kopfverletzungen zu vermeiden, d.h. tragen Sie beim Radfahren, Skifahren etc. einen Helm, verwenden Sie ordentliches Schuhwerk, steigen Sie nicht auf wackelige Stühle und sorgen Sie dafür, dass Teppiche in der Wohnung nicht zum Stolperstein werden.
- Hirngesunde Ernährung ist wichtig, vor allem Gemüse ist ein Muss.
- Körpergewicht, Blutdruck, Cholesterinwerte und den Blutzucker müssen Sie unter Kontrolle kriegen und halten.

Sie sehen, das ist Arbeit. Es gibt keinen Ruhestand. Ruhe und Tod sind Zwillingsbrüder. Wenn das Herz ohne Veränderung ganz gleichmäßig schlägt und auf nichts mehr reagiert, dann steht der Tod vor der Tür. Bis dorthin sollten Sie es ständig in Unruhe bringen. Selbst nach einem Herzinfarkt sind Bewegung und Aktivität, nach ärztlicher Anleitung, das Mittel der Wahl.

Nur so kann es gelingen, hirngesund alt zu werden und das Leben bis zum Schluss zu genießen.

Genussvoll und gesund essen

Was ungesundes Essen bewirkt

Risikofaktor Ernährung

Birgit K. (65) und Herbert K. (68) sind seit 30 Jahren verheiratet, haben drei Kinder und sechs Enkelkinder, das siebte ist unterwegs. Die Familie trifft sich oft zu einem gemeinsamen Essen, entweder wird zu Hause groß aufgetischt, oder sie gehen gemeinsam aus. Da wird dann immer darauf geachtet, wo geschmaust wird, natürlich muss es ein „Essen Sie so viel Sie wollen"-Buffet sein.

Frau K. kocht für ihr Leben gern, sie hat schon immer gern fettreiche und ordentlich große Portionen zubereitet. Butter ist das Beste, sagt sie. Gemüse oder Obst kommen nur selten auf den Tisch. Der Großteil ihrer Familie ist übergewichtig. Die meisten Familienmitglieder haben einen erhöhten Cholesterinspiegel und ein überdurchschnittliches Maß an Triglyceriden im Blut, doch niemand sieht darin ein Problem. „Das ist in unserer Familie so", meint Herbert. „Bewegung ist anstrengend", meint Birgit, genießen ist das Motto der beiden, da gehören Kuchen, Schokolade und Schlagsahne dazu. Wer sich nichts gönnt, versteht nichts vom Leben, sagen sie abwechselnd.

Seit geraumer Zeit klagt Birgit K. über zunehmenden Gedächtnisverlust und eine ansteigende Müdigkeit. Sie kann nachts nicht mehr gut einschlafen und wacht zudem sehr oft auf, weil der Mann schnarcht – dann ist an Einschlafen nicht mehr zu denken. Herbert weiß seit seiner letzten Darmuntersuchung vom Arzt auch, dass er abnehmen müsste, wenn das Schnarchen weniger werden soll. Kurzatmigkeit und wehe Knie haben auch beide.

Schlecht schlafen, schlecht drauf sein, vergesslich werden, das fällt Birgit unangenehm auf, auch dass sie Mühe hat beim Treppensteigen und nicht mehr richtig beweglich ist, bemerkt sie. Gelegentlich vergisst sie, welche Zutaten für die Zubereitung bestimmter Speisen benötigt werden, obwohl sie diese früher immer ohne Schwierigkeiten abrufen konnte. Des Öfteren passieren ihr solche Dinge auch im Supermarkt, wenn sie nicht mehr weiß, wo die Geldbörse oder der Einkaufszettel ist. Sie versucht sich dann an die aufgeschriebenen Besorgungen zu erinnern, jedoch ohne Erfolg. Auch wenn sie auswärts essen, weiß sie kurz nach ihrer Bestellung manchmal nicht mehr, was sie eigentlich bestellt hat. Des Weiteren hat Birgit K. auch das Gefühl, dass ihr Orientierungssinn abnimmt, obwohl sie zuvor damit nie Probleme gehabt hat.
Genuss in der Rente hat sie sich anders vorgestellt. Sie mag auch nicht mehr shoppen gehen, obwohl ihr alle Kleider zu eng sind, aber Kleidergröße 52 sieht aus wie ein Sack mit Rüschen. Auch in den Geschäften mit Übergrößen gefallen ihr nur mehr die teuersten Sachen, aber die sind eben auch irgendwie was für Dicke. Sie sieht im Spiegel eine alte Frau, mehr breit als hoch ... Dann kommt sie zu Herbert nach Hause und sieht den Bauch, der ihm über den Gürtel hängt, das Hemd zwischen den Knöpfen gespannt, das macht ihn auch nicht wirklich attraktiv. Sie sagt nichts, aber schließlich setzt sie sich an den Computer, um nach einer Adresse zu suchen, sie erinnert sich dunkel an die Weight Watchers.
Die jüngste Tochter ist zum zweiten Mal schwanger. Schwangerschaftszucker wurde festgestellt. Der Arzt meint, es ist eine Risikoschwangerschaft. Sie muss beim Essen aufpassen, darf nicht weiter zunehmen, wegen der Schwangerschaft soll sie jetzt auch nicht abnehmen, aber sie soll sich einmal überlegen, was sie tun wird, wenn das Kind, hoffentlich gesund, da ist.

Die übergewichtige Familie ist plötzlich eine Risikofamilie. Birgit und Herbert beraten, was zu tun ist. Sie haben als Familie immer zusammengehalten, aber über Gemüse und ähnlich nicht Essbares wird jetzt gestritten. Die Frauen proben den Aufstand: Sie haben vereinbart, erst gibt es Gemüse, dann gibt's im Hauptgang Fleisch, manchmal sogar Fisch. Auf Lachs konnten sie sich einigen, einmal pro Woche. Sie denken über Nachspeisen nach und vereinbaren: Es kommen keine Schokolade, kein Naschkram, keine Kekse und kein Eis mehr ins Haus. Eine Freundin hatte eine Kur bei den Weight Watchers gemacht, eine andere bei My life. Eine dritte wusste von einer Betriebsärztin über eine Ernährungsberatung Bescheid und erzählte, es gebe auch die Möglichkeit eines Bewegungs- und Ernährungsprogrammes auf Krankenschein.

Die Familie fand heraus, dass Sauerkraut gut schmecken kann, dass Erbsen essbar sind, sogar Spinat mit Spargel fand Anklang. Gebratene Bananen wurden akzeptiert und überhaupt gebratenes Obst, vom Grill, zum Beispiel Ananas und Äpfel. Die Frauen sagten immer, wir wollen ein gesundes Baby, und da sollen alle zusammenhelfen. Das wirkte, die Männer konnten und wollten nichts dagegen haben. Dann kam das gesunde Baby, und da meinten alle, nun soll es auch gesund bleiben. Zur Taufe wollten alle schön sein, sie ließen die Hosen enger nähen und die Kleider putzen, die zu eng geworden waren. Fast begann ein Wettbewerb, wer mehr eingesparte Zentimeter beim Schneider vermelden konnte. Noch schien es weit bis zu den 94 cm, die den Männern um die Taille erlaubt sind, und den erlaubten 80 cm bei den Frauen, aber nicht mehr völlig aussichtslos.

Sie kamen auf den Geschmack, die Essgewohnheiten wurden in der Ernährungsberatung besprochen und die Colasünden weggelassen. Mineralwasser in verschiedenen Geschmacksrichtungen war gar nicht schlecht, Wasser aus der Leitung meist noch besser. Es musste nicht jeden Abend ein Bier sein, es war beim Kartenspielen leichter, sich ohne Alkohol zu konzentrieren, wer gewonnen hatte, durfte sich eins gönnen. Samstags freute man sich über ein Festmahl. Da saßen dann alle zusammen, interessanterweise waren auch da gegrillte Ananas und Erdbeeren gefragt, eine Kugel Eis durfte es aber auch sein. Das Wissen um die Möglichkeit, Speck auf den Hüften und am Bauch loszuwerden, stachelte an und die Hosen wollte man nicht mehr weiter machen müssen. Darauf durfte auch angestoßen werden, aber den Verdauungsschnaps ließ man weg, weil es gar keine Magenverstimmung gab. Auch das Gefühl, nach dem Essen nicht mehr aufstehen zu können, vermisste niemand.

Der Schlaf wurde besser. Das war der größte Genuss. Birgit konnte besser durchschlafen, es gab schon Nächte, in denen Herbert weniger schnarchte, weil er kein Bier getrunken hatte.

Sie gingen viel mit dem Enkelkind spazieren, Birgit schaffte sich einen Hund an. Der Hund tat ihr gut. Sie musste mit ihm zum Abrichter, der Hund musste sein Gedächtnis trainieren und da kam sie auf die Idee, dass das wohl für den Menschen auch nicht schlecht sein konnte. Sie begann neue Rezepte zusammenzustellen, sich zu merken, was alles an Zutaten dazugehört. Während der Hund trainierte, trainierte sie, neue Zutaten im Kopf zu verbinden, entdeckte die Wok-Küche, die wirklich nicht schlecht war, und überraschte die Familie mit neuen Ideen. Die Töchter bewunderten, wie schnell sie Neues zaubern konnte.

Es geht viel weniger um die Anzahl der Kalorien als um die Zusammensetzung einzelner Speisen, das stellte sich in der Ernährungsberatung heraus, es durfte viel sein, wenn es das Richtige war.

Daher wurde mit einem geeigneten Ernährungsplan, einzelnen „Ernährungsregeln“ und ausreichender medizinischer und psychologischer Beratung und Behandlung der bestmöglichste

Therapieplan entwickelt. Der Erfolg machte Spaß. Der Körper machte wieder Spaß, er gab einem ein Wohlgefühl, nicht nur Schmerzen und Müdigkeit.

Zudem wurde mit Birgit aufgrund der angegebenen Schlafprobleme über Schlafhygiene gesprochen. Es stellte sich heraus, dass die mangelnde Bewegung und das späte Nachtmahl ausschlaggebend für ihre Müdigkeit untertags und die Rastlosigkeit in der Nacht waren. Die Ehepartner entdeckten, dass Sex wieder Spaß machte, das behielten sie fröhlich für sich. Jetzt haben sie wieder ein Geheimnis miteinander, das macht richtig jung.

Seit ein paar Monaten befindet sich Birgit K. in medizinischer und psychologischer Behandlung. Sie hat dazwischen Mühe gehabt, nicht wieder in alte Muster zurückzufallen. Jetzt kauft sie einfach keine fette Wurst und keinen fetten Käse mehr. Sie sagt ihrem Mann: „Ich will dich nicht vergiften und mich auch nicht.“ Dann wird er manchmal ärgerlich, schnappt den Hund, geht mit ihm eine Runde, und wenn er heimkommt, sagt er: „Du hast Recht, mein Schatz, wir wollen es noch lange gemeinsam nett haben und das Leben genießen.“

Die Cholesterin-, Triglycerid- und Zuckerwerte werden nun ernst genommen. Es ist kein Tabu mehr, auf seine Gesundheit zu achten. Birgit und Herbert haben verstanden, dass ab einem gewissen Alter dick sein nicht mehr mit Gesundheit vereinbar ist. Das hatten sie sich vorher nicht so wirklich klar gemacht. Birgit hatte Schuldgefühle, weil sie die Kinder falsch ernährt hatte, aber es war ihr von ihrer Mutter nichts dazu gesagt worden, und die Mutter hatte es für normal gehalten, im Alter zuckerkrank zu sein.

Die Zeiten ändern sich, damals ist auch niemand so alt geworden, dass man sich über Cholesterinwerte bei 90-Jährigen den Kopf zerbrochen hätte. Die Generation war froh gewesen, genug zu essen zu haben und nicht mehr hungern zu müssen.

Birgit hat sich von den „All you can eat“-Buffets abgewandt. Sie hat gemerkt, dass die Ungeduld bei der Essenszubereitung, die Ungeduld, sich auf etwas zu freuen, ein Problem ist. Dass Fastfood ungeduldig macht, kann sie nachvollziehen. Es ist ein Unterschied, ob man ruhig zusammensitzt und sich auf eine Vorspeise freut, oder sich gleich mal den Teller volllädt.
In der Ernährungsberatung hat sie gehört, dass das Risiko, früher zu sterben, bei Übergewicht steigt. In einer Langzeitstudie wurden, beginnend mit dem Alter von 20 Jahren, 5000 Wehrpflichtige in Kopenhagen über Jahrzehnte hinweg regelmäßig untersucht. Mit 80 Jahren waren 70% der Normalgewichtigen noch am Leben, aber nur 50% jener, die an Fettleibigkeit litten. Die Fälle von Fettleibigkeit hatten sich im Laufe des langen Untersuchungszeitraumes verdreifacht.
Birgit würde auf ihren Herbert aufpassen, sie wollte ihn lebendig haben.

Wir essen zu viel und das Falsche

Seit den 50er-Jahren des vorigen Jahrhunderts sinkt der durchschnittliche Energieverbrauch pro Tag, weil die Menschen kaum mehr manuelle Arbeit verrichten, die Muskelkraft braucht, sondern meist ihren Tag sitzend im Büro verbringen. Doch die Essgewohnheiten haben sich daran nicht angepasst. Unsere Ernährung ist viel zu kalorienreich.
Besonders schlimm sind die jährlichen weihnachtlichen Attacken auf die Gesundheit mit Weihnachtsbäckerei und dem großen Fressen unterm Tannenbaum nach einer Adventszeit mit Nikolausschokolade und einem Alkoholhöhepunkt zu Silvester. Darauf folgt dann der Vorsatz: Nächstes Jahr …
Das Ergebnis dieses Vorsatzes sind meist kurzfristige, nutzlose Diättagen, die nur den Sumoringer-Effekt haben. Was ist die Sumoringer-Diät?

In der Früh beginnen Sie den Tag mit Fasten. Sie essen nichts. Mittags essen Sie nichts, weil Sie ohnehin im Stress sind und Kalorien sparen wollen. Nachmittags essen Sie zwischendurch ein kleines Brötchen. Abends, wenn Sie genervt und müde sind, Ihnen schon ein bisschen schwindlig ist und Sie richtig Hunger haben, verschlingen Sie rasch ein Wurst- und ein Käsebrot. Doch der Blutzuckerabfall hat einen Insulinausstoß bewirkt, der Stress des Tages tut ein Übriges und schon gibt es kein Sättigungsgefühl mehr, nur noch ein hilfloses: „Ich muss das Magenloch stopfen, sonst fall' ich vom Stuhl." Dann gibt es kein Halten mehr. Sie essen gierig alles, was sich findet. Erst mit Schokolade, Eis und Keksen stellt sich endlich ein Sattheitsgefühl ein. Das Ergebnis bei den Sumoringern: 300 kg Kampfgewicht.

Was lernen Sie draus? Leider oft wenig.

Doch es ist wie mit dem Durst, trinken sollte man, bevor der große Durst kommt. Und auch essen sollte man, bevor der große Hunger kommt: ohne zu übertreiben und mit viel Genuss, was immer erlaubt und gewünscht ist. Denn viele Portionen, auf den Tag verteilt, sind das, was Körper und Geist brauchen.

Fasten macht nicht schlank

Es gibt Schlaumeier, die alles gleich und jetzt wollen und möglichst schnell weniger Gewicht auf die Waage bringen wollen: Sie betrügen sich am meisten, wenn sie fasten gehen.

Sie feiern sich selber als Heroen, weil sie 14 Tage lang nichts essen und sich mit Gleichgesinnten in eine Kuranstalt begeben, an den Kuranstaltenbetreiber auch noch Schmerzensgeld bezahlen und danach ganz glücklich 10 kg weniger haben. Sie sind ganz stolz darauf, dass sie sich viel besser fühlen, gar keinen Hunger haben und auch noch mit Ölungen und Waschungen verwöhnt wurden. Sie geben sich überzeugt, dass es diesmal si-

cher klappen wird, dass sie ihr Gewicht halten werden – und wenn nicht, na, dann gehen sie eben wieder fasten. Doch die 10 kg Gewichtsabnahme sind Betrug. Sie haben 1 kg Muskulatur verloren, 7–8 kg an irrelevantem Darminhalt und Gewebswasser sowie 1–2 kg Fett. Es ist völlig logisch, dass damit als eigentliches Ergebnis Muskelverlust und eine Verringerung des täglichen Energie-Grundumsatzes bewirkt wird. Schnell sind Spannkraft und Stimmung dahin, weil der leicht euphorisierende Effekt des Fastens nach einer Woche verschwindet.
Fasten eignet sich für religiöse Rituale. Fasten ist gut für politische Statements. Für Gesundheit ist Fasten nicht geeignet.

Genussreich und gesund: Der Speiseplan

Zum Frühstück

Obst: Äpfel, Birnen, Kiwi, Erdbeeren, Heidelbeeren, Brombeeren, Himbeeren, Preiselbeeren, Johannisbeeren, Mandarinen, Grapefruit, Melonen, Bananen, Kirschen, Trauben.
Damit sollten Sie gleich in der Früh beginnen, denn Obst stellt dem Gehirn den Hirnbrennstoff Glucose zur Verfügung, ebenso Antioxidantien, Mineralstoffe und Vitamine. Obst enthält genügend Wasser und die Pflanzeninhaltsstoffe sorgen außerdem für eine gute Verdauung.
So sind Sie gegen Krebs, Infektionen und Energielosigkeit richtig gerüstet.
Grüner Tee hilft zusätzlich, Sie richtig in Fahrt zu bringen und den Flüssigkeitsbedarf für den Vormittag zu decken.
Warum in der Früh kein Marmeladebrot und kein Kaffee?
Das Marmeladebrot macht genau das Gegenteil, es bringt keine Abwehrkraft, sondern schießt nur kurzzeitig ein bisschen Zucker ins Blut und macht gleich wieder hungrig. Weil es ein kom-

paktes Lebensmittel ist, neigt man dazu, zu viel davon zu essen und erzeugt damit eine Insulinspitze. Danach fällt der Blutzucker umso schneller ab und man ist müde und energielos.
Der Kaffee wiederum entzieht dem Körper Wasser, mit Milch reizt er auch noch den Magen.

Zum Mittagessen

Zu Mittag ist Gemüse die richtige Wahl: Karotten, Kohlrabi, Rosenkohl, Kraut, Salat, Sauerkraut, Stangensellerie, Tomaten, Brokkoli, grüne Bohnen, Spinat, Schnittlauch, Knoblauch, Sojasprossen, Rote Bete, Avocados, Paprika, Bohnen, Linsen, Auberginen, Blumenkohl, Erbsen, Zucchini, Zwiebel.

Ob roh oder gekocht, es soll richtig gut schmecken. Mit Olivenöl, frischen Kräutern und Gewürzen (eine kleine Auswahl: Rosmarin, Oregano, Chili, Sesam, Majoran, Kümmel, Petersilie, Curry, Dille, Basilikum) lassen sich auf einfache Weise köstliche Kombinationen zaubern. Dazu getoastetes Vollkornbrot, und fertig ist das Mittagessen, das das Immunsystem stärkt und dem Körper Abwehrkräfte schenkt, plus reichlich Arbeit für den Verdauungstrakt und lang anhaltende Energie, so dass Sie über den Tag kommen, ohne sich schlapp zu fühlen. Getoastetes Vollkornbrot schmeckt köstlich und garantiert eine schonende Energiezufuhr, es versetzt Ihnen keinen Energieschock, der Sie nach dem Essen müde macht, im Gegenteil, Sie fühlen sich dann richtig aufgedreht und gestärkt für den Nachmittag.
Es ist so viel Wasser in Obst und Gemüse, dass Sie sich einen Kaffee nach dem Essen gönnen können, ein Glas Mineralwasser dazu sollte jedoch nicht fehlen.

Am Nachmittag

Knabbereien: Rosinen, Dörrpflaumen, Nüsse, Sonnenblumen- und Kürbiskerne, in kleinen Dosen zur Belohnung für das an diesem Tag

schon Geleistete, zum Genuss, aber nicht, um den Hunger zu stillen. Die Mengen sind entscheidend.
Diese schmackhaften dienstbaren Geister sind ebenfalls Kämpfer für das Immunsystem. Auch Nüsse tun gut, besonders Walnüsse, Mandeln, Sonnenblumenkerne und Kürbiskerne sind Alleskönner in Sachen Hirnnahrung. Sie sorgen am Nachmittag für gute Laune, liefern die richtigen Fettsäuren und sorgen dafür, dass die Inhaltsstoffe des Gemüses aufgenommen werden können.
Besser wäre es noch, Sie würden zwischen den Mahlzeiten ganz auf Naschereien nach dem Motto „gönn dir was" verzichten. Eine kleine Pause mit Strecken, Dehnen und Augenschließen, ein Lieblingslied hören und ein Glas Wasser trinken sind die besseren Belohnungen.

Am Abend

Fisch, Fleisch, Kohlenhydrate
Abends, nach dem Büro, gibt es ein frisches Stück Fleisch, Geflügel oder Fisch mit Reis, Kartoffeln oder Nudeln. Gemüse und/oder Salat sollten natürlich auch hier nicht fehlen. Ein oder zwei Gläser Wein dürfen dann den Tag noch abrunden.
Abends darf das Essen durchaus müde machen und entspannen, sodass Sie sich danach satt und zufrieden fühlen. Das geht aber nur, wenn Sie tagsüber nicht gehungert haben oder Kompaktbomben wie Wurst, Käse, Brot, Süßriegel und Fruchtsäfte in sich hineingestopft haben, weil dann viel Insulin viel Essen verlangt. Wenn der Körper aus Erziehung, Ihrer eigenen Esserziehung, weiß, er bekommt jetzt etwas Gutes, das ihm gut tut, das schmeckt und langsam genossen wird, dann ist das Stressabbau und gemütlich.
Glauben Sie den Unfug nicht, dass man vom Essen am Abend zunimmt, dass Sie fasten müssen, dass Ihnen am Abend nichts

vergönnt ist. Glauben Sie an keine Diät, die Ihnen vorschreibt, wie viele Kalorien Sie zu sich nehmen dürfen, oder die Einseitigkeit predigt. Diäten führen zum Jo-Jo-Effekt, einseitige Diäten zu Gesundheitsschäden. Wenn Sie sich mit Essen nicht entspannen dürfen, dann haben Sie das Leben nicht verstanden. Womit wollen Sie sich denn sonst entspannen? Mit Schlaftabletten? Mit Angstlösern? Mit frommen Sprüchen?

Entspannung ist ein wichtiges Thema, es ist klar, dass es dazu noch mehr als Essen und Trinken braucht, aber das soll in einem eigenen Kapitel („Den Stress besiegen", ab Seite 81) behandelt werden.

Genüsse zwischendurch

Zum schwarzen Kaffee und zum grünen Tee können Sie sich ein Stückchen dunkle Schokolade und eine Handvoll getrocknete Preiselbeeren oder süßen Ingwer gönnen, als Pausen-Highlight, bewusst, mit viel Genuss und ohne Reue. Aber auch hier gilt: weniger ist mehr, nur kleine Mengen sollten es sein.

Lassen Sie Milch und Zucker weg, Sie verderben sich nur den Geschmack und den Magen.

Kaffee und Tee sind gesund, wenn Sie den nordeuropäischen Unsinn mit der Milch sein lassen. Milch ist gut für Kälber, nicht für erwachsene Menschen. Am Wochenende können Sie durchaus einmal ein gutes süßes Stück, einen Kuchen, eine heiße Schokolade oder einen Caffè latte in aller Ruhe genießen, aber bei solchen Ritualen sollten Sie entspannt sein und wissen: Das ist die Ausnahme und eine Freude, weil es Ihnen ohnehin gut geht. Dann ist so ein Geschmacksverstärker erlaubt und erwünscht, weil es kein Frustschlemmen ist, sondern ein Genuss.

Lisl Wagner-Bacher und Thomas Dorfer
Die Tipps der Spitzenköche

Wenn Spitzenköche wie Lisl Wagner-Bacher, mehrfach preisgekrönt als „Köchin des Jahres" und „Österreichs bestes Restaurant", und ihr Schwiegersohn Thomas Dorfer, „Koch des Jahres 2009", darüber beraten, wie denn Büromenschen am besten schlank bleiben, dann reden sie schon auch einmal über ihre „Genüsse zwischendurch".
Lisl Wagner-Bacher geht jeden Tag walken, sie trinkt viel Wasser und grünen Tee, und Obst und Gemüse sind ihre Begleiter über den Tag. „Wenn ich frei habe, dann schaue ich im Supermarkt nach frisch geschnittenem Gemüse, über das ich nur Kräuter aus meiner Zauberdose zu streuen brauche. Ich bin mir sicher, so schnell schmiert niemand ein Butterbrot, wie das Gemüse gebraten ist und die Zauberdosen-Kräuter darüber gestreut sind. Das Schnittlauchschneiden dauert dann noch, bis ich bis 10 gezählt habe, aber das gönne ich mir."
Thomas Dorfer sagt: „Wenn ich Hunger habe zwischendurch, dann greife ich zur Banane. Es können auch vier bis fünf Mandarinen sein, da bin ich noch schneller, und schon geht's weiter."
Beide sind sich einig, mit einer Wurstsemmel wären sie erledigt, von der Energie und vom Geschmack gar nicht zu reden. Dabei lieben beide Debreziner, aber nur um Mitternacht, wenn man sich nach einem gelungenen Abend bei einem Pfiff Bier und einer halben Wurst in der Küche trifft, aus Übermut, weil der Tag so gut gelaufen ist. Nicht jeden Abend beendet man übermütig.

Training für die Geschmacksnerven

Beim Thema „Training für die Geschmacksnerven" kommen die Profiköche ins Schwärmen. Geschmack zu erlernen bedeutet ernten lernen. Eine Erdbeere vom Feld pflücken, das ist Genuss. Direkt aus der Erde gezogene Kartoffeln einfach kochen, ein bisschen Ursalz drauf, das ist Leben.

Der selbst gefangene Fisch, der am Lagerfeuer gebraten wurde, schmeckt knackig, frisch und riecht nach Holzkohle. Fisch riecht nicht „fischig“, wenn er frisch ist, erst wenn er liegt und Qualität verliert, beginnt er zu riechen.

Die Radieschen, die gerade aus der Erde gezogen wurden, die Karotten, die frischen Kräuter, das ist Geschmack.

Lisl Wagner-Bacher zieht Kräuter selbst, Basilikum, Rosmarin, Schnittlauch, Petersilie und Minze, und zur Not tut es auch Kresse. „Ich brauche das, genauso wie meine Zahnbürste“, sagt sie.

Geschmackserlebnisse gibt es bei den Profiköchen, wenn sie einkaufen gehen. Sie gustieren zwischen verschiedenen Kartoffelsorten, Huhnsorten, Pilzsorten, unterscheiden Wild- von Zuchtfang.

Profiköche kochen mit echter Ware. Sie nehmen nur dann Tomaten auf die Speisekarte, wenn es reife, saftige Tomaten gibt. Wenn Sie von Mozzarella reden, dann meinen sie nicht die Gummiwurst aus der Plastikpackung, sondern einen frischen Büffelmozzarella. Der schmilzt im Mund und verstärkt den Tomatengeschmack. Statt Gummitomaten mit Gummimozzarella essen sie lieber Vollkornbrot mit ein bisschen Olivenöl. Echtes Basilikum schmeckt, Blatt für Blatt, die getrockneten, heuartigen Basilikumblätter aus dem Supermarkt ignorieren sie – zum Würzen sind sie ungeeignet. Profiköche riechen an den Dingen, verkosten und lassen sich nichts unterjubeln.

Wir gießen auch kein Glykol mehr in den Wein, obwohl es nicht gesundheitsschädlich war, oder zumindest nicht eindeutig gesundheitsschädlich. Warum sollten wir Glutamat und Geschmacksverstärker ins Essen kippen?

Über der Wurst-, Käse- und Süßwarenabteilung im Supermarkt sollte eine Warnung stehen: „Achtung, Sie haben gute Chancen, fettleibig und zuckerkrank zu werden.“ Warum steht nur auf den Zigarettenpackungen „Rauchen kann tödlich sein“? Weil wir immer noch so tun, als würden wir uns mit Verstand ernähren. Leider ist das Gegenteil der Fall.

Hier ein paar Tipps von Lisl Wagner-Bacher, wie Sie es in Sachen Geschmackstraining am besten angehen. Für Menschen, die selbst wenig Zeit zum Kochen haben, sind sie ganz besonders geeignet, denn: Wie kommt man zu einer guten Tagesverpflegung, ohne auf den Bauernmarkt zu fahren und sich nur um Ernährungsfragen kümmern zu müssen?

Vor allem die Vielarbeiter, die immer gehetzten, die von Flug zu Flug rennen, jene, die allein sind, sei es, weil sie jung und single sind, sei es, weil sie nach einer Trennung allein leben und keine Lust haben, den Abend in der Küche zu verbringen oder es auch gar nicht können, die brauchen Profihilfe.

Ebenso die älteren Singles, die nicht mehr die Kraft haben, auf Märkte zu gehen und denen Einkauf und Kochen zu viel Stress bedeutet.

Für all jene, die wissen, was gutes Essen ist, aber nicht die Zeit oder das Können haben, selbst Würzmischungen zu herzustellen, hat Lisl Wagner-Bacher „Zauberdosen“ zusammengestellt: in handlichen Dosen, für Frühstück, Mittag- und Abendessen. Sie sind gut transportabel, brechen nicht, sind dicht verschließbar und enthalten pure Natur für Gesundheit, Geschmack und Ernährung. Es gibt Reisedosen und Vorratsdosen für Zuhause.

Außer so einer Zauberdose brauchen Sie am Morgen Obst, mittags geschnittenes Gemüse oder Salat (er kann auch fixfertig geschnitten aus der Supermarkt-Packung sein) und abends Fisch oder Fleisch und Reis oder Nudeln. Auch geräucherter Fisch zum Mittagessen darf es zur Abwechslung mal sein. In Japan fängt man schon zum Frühstück mit Fisch an, keine schlechte Idee.

Das schnelle, gute Frühstück

Obst zum Frühstück ist das Beste. Viele Apfelsorten gibt's zu probieren, eine Kiwi oder eine Banane ist schnell bei der Hand und ein Naturjoghurt auch, wenn's ein bisschen mehr sein soll. Die Frühstückszauberdose: Gemischt mit Nüssen, Mandeln, Ingwer, schwarzem Sesam, Bananenchips oder Gojibeeren, einer Bocksdornsorte, ist die Köstlichkeit im Handumdrehen fertig, und damit ist jeder Bürohengst versorgt.

Der Aufwand: Obst aus der Obstschüssel nehmen, Joghurt öffnen, Gewürz-Zauberdose öffnen und die Gewürzmischung darüberstreuen.

Könnten Sie das schaffen?

Natürlich gibt es verschiedene Varianten, damit es von Montag bis Sonntag nicht langweilig wird.

Das schnelle, gute Mittagessen

Was Asiatisches gefällig? Zum Beispiel eine Algenmischung mit Ingwer, Ursalz und Wasabi aus der Zauberdose. Oder eine Räucherforelle aus dem Fischregal, bestreut mit einer Variante der Dose, einer japanischen Gewürzmischung – da fühlen Sie sich wie beim besten japanischen Händler in Kyoto.

Wenn Sie einen zart geräucherten Alpenlachs ergattern und noch Chili und geräuchertes Malto in Ihrer Gewürzmischung, einer dritten Variante der Zauberdose, haben, dann fühlen Sie sich wie in Hongkong oder Shanghai.

Der Aufwand: Die Fischpackung aufreißen, Gewürze aus der Zauberdose darüberstreuen und genießen. Das klingt doch gut, oder? Niemand im Büro riecht, dass Sie schlemmen. Dieses Mittagessen ist klein, handlich und passt in jedes schicke Reisetäschchen oder in die Computertasche.

Asiatisch mögen Sie nicht? Wie wäre es dann mit mediterran? Zum Beispiel: Streuen Sie auf Gurkenscheiben, Karottenstifte

oder längs geschnittene, rohe oder gekochte Zucchinistreifen und Tomaten die mediterrane Variante der Zauberdose: Rosmarin, Ursalz, Pfeffer, Kreuzkümmel, Fenchel, Koriander, Chili.
Oder mischen Sie einen Salat mit einer Nussmischung aus der Zauberdose: Walnüsse, Rosinen, Walnussöl, getrocknete Äpfel und Amalfizitronen. Sie könnten sich fühlen wie in Sizilien oder auf Capri, dabei streuen Sie nur eine fertige Mischung über den Salat, den Sie dann noch mit Öl und Balsamico oder Apfelessig begießen.
Der Aufwand: Salat auseinandernehmen, Gemüse schneiden, oder, wenn auch das zu viel ist: Kirschtomaten halbieren, fix fertig vorbereitetes Gemüse aus dem Supermarkt aus der Packung nehmen. Das ist zu schaffen, oder?
Indische Zauberdosen muss es auch geben: Dann sind Safran, Ingwer, Koriander, Curry und schwarzer Sesam, schwarzer Senf und Turmeric mit von der Partie: Das schmeckt köstlich entspannend, als stünde das Taj Mahal um die Ecke, und man muss aufpassen, dass die Bürokollegen nicht neidisch werden, denn die schöne, satte gelbe Farbe hat etwas sehr Anziehendes. Zugegeben, auf weiße Hemden muss man aufpassen.

Das gute Abendessen ohne Eile

Und abends nach dem Büro gibt es ein frisches Stück Fleisch, Huhn oder Fisch mit Reis, Kartoffeln oder Nudeln al dente, und wieder dürfen Gemüse und/oder Salat nicht fehlen. Ein oder zwei Gläser Wein machen den Tag dann noch perfekt.
Da kann sich ein Profi wie Lisl Wagner-Bacher austoben, im Handumdrehen verwandeln Abendzauberdosen mit Curry, Chili, Muskat, Ursalz und Pfeffer und noch ein paar eingestreuten Geheimnissen die immergleichen Putenstreifen oder das langweilige Schweinekotelett in eine Leckerei, die mit Andacht ge-

gessen wird und Erstaunen hervorruft. Damit kann man auch bei Gästen Eindruck schinden.
Ebenso köstlich schmecken die fertigen Saucen von Lisl Wagner-Bacher: Kurz vor dem Servieren schnell eine Sauce für Schwein, Kalb, Lamm oder Fisch in den Bratenrückstand geben, ein bisschen Wein oder Wasser und einen kleinen Schuss Olivenöl, Nussöl oder Butter hinzufügen, und es schmeckt wie im Spitzenlokal. In den kleinen Gläsern steckt Fünf-Sterne-Knowhow, nichts Künstliches und nichts, was nicht stolz und glücklich machen würde. Es sind einfach reduzierte Fleisch- oder Fischsaucen, verfeinert mit allem, was Gewürze können, nicht zu salzig und gar nicht fett. Reis, Nudeln, Kartoffeln, die damit verfeinert werden, sind perfekt. Und für Spartaner: Sie schmecken auch einfach mit Fleisch.
Erhältlich ist das alles auf der Homepage von Lisl Wagner-Bacher: www.landhaus-bacher.at.

Was nicht gut tut

Lassen Sie es sein: Weißbrot, Wurst, Käse machen fett, aber nicht satt.
Warum kein Wurst- und Käsebrot, warum kein Fastfood und keine Wiener Würstchen? Sie verderben sich nicht nur den Magen, sondern auch Ihren Geschmackssinn. Fett und Salz ist darin in Übermengen enthalten, gefolgt von Geschmackverstärkern und Haltbarmachern. Außerdem ist solches Fastfood rasch verschlungen, im Verdauungstrakt ist nach der kurzen Bombardierung Ebbe, das Insulin schießt kurzfristig hoch, und dann haben Sie rasch wieder Hunger, kein Gefühl der Sättigung und keinen Zucker im Hirn fürs Denken, sondern Stress in den Adern und Fett auf Bauch und Hüften. Dazu kommen dann noch Darmträgheit und Magenbeschwerden. Das ungesunde Fett verklebt die Gefäße und programmiert den Herz- und Hirninfarkt.

Lassen Sie Eis, Schokolade, Torten, Pizza und Mehlspeisen grundsätzlich nicht als Nahrungsmittel an sich heran, von denen Sie satt werden sollen. Es sind die falschen Fette darin enthalten, es sind Kompaktbomben, von denen Sie nur fett und krank werden.
Essen Sie Eis nur, wenn Sie sich ausreichend bewegen. Essen Sie Mehlspeisen, Zucker und Bonbons selten und nur als Abschluss nach einem guten Essen, wenn Sie nicht mehr nahrungsbedürftig sind, sondern eine kleine Krönung möchten, gerade weil es Ihnen gut geht. Verwenden Sie Süßes, auch süße Säfte, nicht als Ersatz für Zuwendung und Trost. Es ist Gift.

Lisl Wagner-Bachers Tipps für Naschkatzen

Lisl Wagner-Bacher hat sich Pralinen für Süßmäuler ausgedacht, die auch noch gesundheitsfördernd sind, weil sie Sesam, Safran, Trauben- und Walnussöl enthalten und Bitterschokolade, Marillen, Nüsse und Gojibeeren. Kokos, Curry und Mandeln runden den Geschmack ab. Eine pro Tag: eine Köstlichkeit. Genuss heißt auch, in kleinen, feinen Dosen spüren und schmecken.
Das können sie, die Spitzenköche: Sie geben sich dem Geschmack hin. Kleinste Mengen, hier eine Fingerspitze, da eine kleine Messerspitze langsam im Mund verteilen und nachschmecken. Sie sind immer auf der Suche nach Erlebnis und interessanten Kombinationen, da wird nichts nebenher verschlungen, es wird in Mund und Nase komponiert und ausgetauscht mit Reden und Abwägen, Üben und Neugierigsein. Ein Beispiel: Preiselbeeren, Zitronenmelisse, Myrte, Lavendel, Holunder in Sorbetform oder gekocht als „Beerenkoch“, das könnte man doch mal ausprobieren?
Dieses Fühlen und Spüren und Denken regt nicht nur die Sinne, sondern auch das Gedächtnis an – und ist damit gut fürs Gehirn. Wenn man entspannt und gut drauf ist, darf man sich kleine Le-

ckereien immer wieder mal gönnen. Aber finden Sie zuerst heraus, wie es Ihnen geht, und wählen Sie erst dann Sie Belohnung. Süß, salzig und fett, das ist keine Belohnung, das ist „Abspeisung“. Die Sehnsucht nach dem Genuss bleibt.

Zum ungesunden Essen verführt?

Unser durchschnittlicher Energieverbrauch ist durch die geänderten Lebensumstände um über 1000 kcal pro Tag (ca 30%) zurückgegangen. Gleichzeitig gibt es hierzulande ein Überangebot an Nahrung. 7 Tage die Woche, 24 Stunden am Tag ist Nahrung verfügbar, Fastfood-Corner gibt es an jeder Ecke, Supermärkte überbieten sich gegenseitig in der Kunst der Nahrungsmittel-Präsentation, das macht den Kampf gegen die Verführung zum Essen zum täglichen Hürdenlauf. Ernährung, so wird suggeriert, soll heute nicht mehr nur satt machen, sie soll ein Erlebnis, ein Kick sein.

Wenn ich ständig an Nahrung vorbeigehen muss, die präsentiert ist wie im Paradies, genüsslich ausgebreitet und duftend, dann bin ich dauernd damit beschäftigt, Energie aufzubringen, um nicht hinzusehen. Das steigert die Esslust zusätzlich und führt zu der täglichen Portion Frust, die uns rasch und nachhaltig zu Konsum-Opfern macht.

Das Schlimme ist, wir essen das am liebsten, was wir gewohnt sind. Schmecken und Riechen umerziehen ist eine Verhaltensumstellung, die Zeit braucht.

Wenn Ihnen Marmeladebrot, Butterweckerl, Wurstbrot und Pizza schmecken, dann lassen Sie sich viele Genüsse entgehen, die es auf der Welt gibt, und versäumen viel körperliches Wohlgefühl, das Essen bereiten kann. Und vor allem kommt dabei auch das Hirn nicht ins Schwärmen, fühlt sich gelangweilt und wird nicht satt. Es lohnt sich, Geruchs- und Geschmackssinn umzuerziehen.

Die besten Lebensmittel

Hier ist die Wissenschaft sehr einhellig der Meinung, dass es eine Hitliste gibt, die durch nichts zu überbieten ist.
Die indische Ernährungs-Tradition ist die beste, gefolgt von der mediterranen oder Mittelmeerkost bzw. Abwandlungen dieser Traditionen (z.B. Kreta-Diät). Die Schutzwirkung vor Herzinfarkt und Krebserkrankungen ist bei diesen Ernährungsformen erwiesen und in vielen Studien belegt. Sie enthalten auch Würzbestandteile, die gegen Infektionen und Darmträgheit wirksam sind und weisen eine optimale Zusammensetzung aus Eiweiß, Fett und Kohlehydraten, Mineralstoffen, Vitaminen und Ballaststoffen auf.
Das Fundament der gesunden Ernährung ist Gemüse. Viel davon sollte man essen, jeden Tag, grün, gelb und rot wie die Ampel: grüne Blätter, Brokkoli oder Zucchini zum Beispiel, rote Tomaten, Radieschen oder rote Rüben, gelbe Karotten, Paprika oder Hülsenfrüchte.
Reis, Kartoffeln, Mais und Vollkorn gehören auch dazu.
Vom „Ampelgemüse“ dürfen Sie viel und oft essen, mit Oliven-, Sonnenblumen- oder Kürbiskernöl abgeschmeckt.
Nicht zu vergessen Wasser, mindestens 1,5 l pro Tag sollte man davon trinken.
Obst sollte ein- bis zweimal täglich auf dem Speiseplan stehen. Hier führt der Apfel die Hitliste an, weil er besonders viele wertvolle Bestandteile enthält und ein Alleskönner ist, wie das Sprichwort sagt: „An apple a day keeps the doctor away.“
Blaue und rote Früchte sind besonders gesund, weil ernährungstechnisch interessant. Alle Welt spricht von Antioxidantien, sogenannten Radikalenfängern. Blaubeeren, Preiselbeeren, Cranberries, Erdbeeren und blaue Trauben gehören in diese Kategorie.

Fisch, Nüsse, mageres Fleisch und Eier dürfen Sie mehrmals pro Woche essen, allerdings abwechselnd, nicht alles gleichzeitig, jedes ein- bis zweimal pro Woche.
Zucker, Süßspeisen und zuckerhaltige Getränke sollten Sie selten, weniger als einmal pro Woche konsumieren, wohingegen ein Glas Wein täglich oder sogar zwei, bei Männern darf es auch ein drittes sein, erlaubt und begrüßenswert ist, wenn man die Dosis genießen kann und nicht süchtig nach mehr verlangt.

Nahrungsergänzungsmitttel, nein danke

Auf keinen Fall sollten Sie auf die Idee kommen, die Nahrung mit Pillen zu ergänzen. Vitaminpillen bringt Ihnen nichts, außer Ausgaben.
Meist gerät man in die Glaubensgemeinschaft der Nahrungsergänzungsmittel-Schlucker und Vitaminpillen-Verehrer, wenn man sich einfach nicht wohlfühlt, lustlos und schlapp ist und die Mediziner keine Ursache dafür finden. Da geht man dann in den Laden mit den vielen bunten Pillen und Elixieren, auf denen wunderschön und in betörenden Farben von Vitalität, mentaler Fitness und Gehirnzellreparatur die Rede ist. Es gibt auch einen Kundigen in dem Geschäft, der seine Döschen in- und auswendig kennt und zielsicher auf die Stressabteilung zumarschiert, wo sich Glutamin findet, das die Zauberhilfe für die mentale Schärfe sein soll. Es soll beim Fokussieren und Konzentrieren helfen, das Gedächtnis, die intellektuelle Leistung und Wachheit positiv beeinflussen und obendrein die Stimmung aufhellen.
Dann gibt's auch noch jede Form von Vitaminen, in zig Kombinationen, Mittelchen für Veganer, für Menschen mit Allergien gegen Gluten, für solche, die Eisen brauchen und solche, die kein Eisen brauchen, Präparate für bestimmte Lebensabschnitte, für Golden Agers und für welche, die langsamer alt werden wollen, für Hautstraffung und vieles mehr.

Doch es sind nicht Vitamin- und Mineralstoffpräparate und auch nicht die esoterischen Kraftmeier, die dafür gesorgt haben, dass die Menschen heute länger leben. Die Menschen werden älter, weil das Penicillin erfunden wurde und die Infektions-Vorbeugung durch Impfung funktioniert. Das hat die Lebenserwartung von knapp 50 auf über 70 Jahre schießen lassen, außerdem auch eine Ernährung, die es ermöglicht, dass kein Mangel entsteht und die Pillen, Extrakte, Tiegelchen und Cremen überflüssig macht.

Jeden Tag wissen wir genauer, dass wir uns anständig ernähren und täglich Bewegung machen sollen. Aber jeden Tag werden es mehr Menschen, die genau das ignorieren.

In einer groß angelegten Studie mit 161.808 Frauen nach dem Wechsel, die sich um die Fragen Herzgesundheit, Krebsvorsorge und Knochenbrüche Gedanken machte, fand man heraus, dass Vitamin- und Mineralstoffpräparate keinen Einfluss auf diese Krankheitsrisiken hatten.

Eine ähnliche Studie mit 11.000 Teilnehmern kam zu dem Ergebnis, dass Brust- und Darmkrebs, Herzattacken und Schlaganfälle dadurch nicht beeinflusst wurden und auch Todesfälle keinesfalls verhindert oder beeinflusst werden konnten.

180.000 Teilnehmer wurden in 86 Studien in den USA untersucht. Die Ergebnisse, im „Journal of The American Medical Association" publiziert, zeigten, dass Vitaminpräparate und Nahrungsergänzungsmittel keinen Effekt auf die Lebenserwartung hatten. Vitamin A erhöht sogar das Gesundheitsrisiko, weil es giftig werden kann, wenn die Konzentration im Körper zu hoch wird.

Vitamin E und Beta-Carotin stehen laut Untersuchungen der Kopenhagener Universität bei Frauen nach den Wechseljahren sogar im Verdacht, dass sie im Vergleich zu Scheinmedikamenten das Sterblichkeitsrisiko erhöhen. Insgesamt kommt es auf das Gleichgewicht von Vitaminen, Aminosäuren und anderen Stoffen an, die der Körper nicht selbst produzieren kann. Zu viel davon zu sich zu nehmen, ist nicht unbedingt gesünder: Zu viel Vitamine, Minerale und Zusatzstoffe zu konsumieren kann kontraproduktiv sein.

Folsäure ist für schwangere Frauen wichtig, Vitamin D zweifellos für Menschen, die nie an der frischen Luft sind, aber das ist alles, was wir wissen. Wenn ein Defizit gemessen wird, bei Vitamin B_{12}, Vitamin D oder Folsäure, dann ist es sinnvoll, das auszugleichen, aber bei normalem Blutspiegel an diesen Vitaminen mit Schrotflinten aus dem Nahrungsergänzungsmittelgeschäft zu schießen, kann eher schaden.

Meiden Sie das „Gießkannenprinzip". Erst wenn es eine Diagnose gibt, z.B. eines Vitaminmangels, ist eine Therapie sinnvoll. Mineralstoffe können schädlich sein, wenn die Zusammensetzung nicht stimmt.

Eine deutsche Studie, die gemeinsam mit amerikanischen Studien in „Proceedings of The National Academy of Sciences" publiziert wurde, kam zu dem Schluss, dass bei regelmäßiger Bewegung Antioxidantien wie z.B. Vitamin C und E den positiven Effekt der Bewegung sogar beeinträchtigen können. Im Körper hängt alles mit allem zusammen, deshalb ist es so wichtig, erst nach einer Diagnose entsprechende Präparate zu sich zu nehmen. Experimentieren Sie nicht auf eigene Faust mit bunten Döschen herum. Auch Naturstoffe, pflanzliche Heilmittel und Vitamine können schaden. Ein Beispiel: Echinacea, das hochgelobte Schnupfenmittel, ist zahlreichen Studien zufolge wirkungslos. Dennoch, Echinacea ist das meistverkaufte Schnupfenmittel, vor allem für Kinder.

Ein anderes Beispiel: Kalzium als Zusatz in Säften oder in Frühstücksflocken bringt der Gesundheit gar nichts, da Zucker (der darin ja auch enthalten ist) den Effekt ruiniert.

Essen fürs Gehirn

Bevor man etwas in den Mund steckt, haben Augen, Nase und Gehirn schon ein Erlebnis: Das Gehirn freut sich im Gefühlshirn, dem limbischen System, und bereitet sich genüsslich auf das Erlebnis vor. Es lernt mit den Augen und der Nase, wie das Lebensmittel schmeckt. Es stellt Insulin, das Hormon, das den Kohlehydrat- und Fettstoffwechsel regelt, und einen Glucagonbaustein, der den Blutzucker erhöhen kann, bereit. Und Leptin, der Sättigungsbotschafter, kommt an Bord. Auch Hypothalamus und Hippocampus wissen Bescheid, was sie zu tun haben. Essen spielt sich nicht im Darm ab, sondern in den Sinnesorganen, dem Gehirn und den Hirnnerven. Die Zentrale merkt sich genau, was schmeckt.

Essen und Bewegung sorgen für Energie: In den Zellkraftwerken (Mitochondrien) wird Kraftstoff (ATP) erzeugt, der Hirnwachstumsfaktoren (BDNF) und die Aufnahmefähigkeit für Glucose bereitstellt. Diese Zellenergie ist notwendig, um die Nervenverständigung und die Verarbeitung der Sinneseindrücke zu gestatten und Zucker bereitzustellen, der die Energieversorgung des Gehirns garantiert.

Wie der Zellstoffwechsel das Gehirn beeinflusst

Wenn wir zu viel essen, dann verbraucht das Gehirn nicht genug, und statt als wertvoller Kraftstoff im Hirn landet der Zucker im Blut oder als Fett am Bauch oder auf den Hüften. Dadurch werden wir nicht nur dick, sondern das verursacht auch oxidativen Stress, im Fachjargon ROS (reactive oxygen species). Zu viel essen, zu viel UV-Licht, zu große Hitze fördern diesen Prozess. Das ist dann eine Art „Sondermüll“ im Körper, der durchaus problematisch ist, es gibt im Organismus kein neutrales Endlager. ROS spielt eine positive Rolle in der Zellreparatur, aber eine gefährliche Rolle bei Herz-Kreislauf-Erkrankungen und Schlaganfällen. Es gilt dann, das ROS mittels Bewegung wieder loszuwerden. Nahrungsmittel, die Radikalenfänger sind und antioxidativ wirken, sind dabei ebenfalls hilfreich. Diese Sondermüllentsorgung muss regelmäßig erfolgen, sonst hat der Körper gefährliche „Deponien".

Das Hirn ist der größte Energiefresser im Körper. Daher sind Stoffwechselerkrankungen immer auch Erkrankungen, die die Gehirnleistung beeinflussen. BDNF, ein Hirnwachstumsfaktor, ist dafür ein sehr gutes Beispiel: BDNF beeinflusst die Energiebilanz und die Gehirnleistung. BDNF hilft den Nerven zu überleben und stimuliert die Nervenneubildung, ihr Wachstum und ihre Differenzierung. Mit einem Wort, kreativ sind wir nur, wenn wir uns gut ernähren. Denken können wir nur intensiv, wenn wir das Sprichwort „ein voller Bauch studiert nicht gern" beherzigen. Schädliche Nahrungsmittel wie Junkfood schädigen die BDNF- und NGF-(Nervenwachstumsfaktoren)-Produktion. Beide Bausteine sind wichtig für das Langzeitgedächtnis und den Energiehaushalt. Beide sorgen für das Gefühl des Sattseins, denn sie signalisieren dem Gehirn, dass es hat, was es braucht. BDNF wird auch durch körperliche Bewegung erzeugt, daher fühlen wir uns nach einem Spaziergang, aber auch nach sportlicher Betätigung wohl und zufrieden.

Das heißt für die Praxis: Nahrungsmittel könnten bald eine realistische Strategie sein, um Stoffwechselerkrankungen, psychiatrische Erkrankungen und Alterungsvorgänge zu beeinflussen und einen heilenden Effekt auszuüben, wenn man erst einmal verstanden hat, wie das funktioniert.

Was schon heute auffällt, ist, dass bei Patienten mit Stimmungserkrankungen und bei Schizophrenie die Rate der Diabetiker und der Adipositas-Patienten höher ist als in der Normalbevölkerung.

Geringe BDNF-Konzentrationen findet man bei psychischen Erkrankungen, gestörtem Zuckerstoffwechsel und Demenz. BDNF kann durch Bewegung, richtige Ernährung und durch Medikamente erzeugt werden.

Ein Beispiel für richtige Ernährung: Omega-3-Fettsäuren sind nicht nur für die Gesundheit der Arterien wichtig, sie haben auch direkte Effekte auf das Gehirn. Herrscht da ein Mangel, dann werden Gedächtnis und Lernfähigkeit reduziert. Ein Omega-3-Fettsäure-Mangel erhöht das Risiko, ein Aufmerksamkeitsdefizit, Lese- und Lernschwäche, Demenz, Depression und Schizophrenie zu entwickeln, weil es ein Baustoff der Nervenumhüllung ist. Studien zeigen, dass die Nahrungsergänzung mit Omega-3-Fettsäuren bei allen erwähnten Erkrankungen eine Verbesserung der Gehirnleistung bringt. Bei Jugendlichen wurde nachgewiesen, dass Lesen, Rechnen, Schreiben und Verhalten durch eine Omega-3-Fettsäuren-Anreicherung in der Nahrung verbessert wurden (Durham-Studie).

Junkfood, also eine Ernährung mit viel gesättigten Fetten und Transfetten, hat einen verschlechternden Effekt auf die Gehirnleistung, das kann auch nachgewiesen werden (Molteni-Studie). Mikrostoffe wie z.B. Curcumin, Safran, Gingko (gelbe Farbstoffe, d.h. Flavonoide) in Gewürzen, Vitamin E, Eisen, Zink, Folat, Vitamin A, B_6, B_{12} und C sind in der Lage, als Antioxidantien die schädigenden Effekte zum Teil aufzufangen. Kakao, Bohnen und andere Früchte, Spinat, Orangen und Hefe gehören ebenfalls zu diesen hilfreichen antioxidativen Stoffen.

Folat und Vitamin B sind eindeutig wirksam, um Entwicklungsdefizite des wachsenden Embryos zu verhindern, und sie sind auch erforderlich, um Leistungsabfall und Demenz zu verhindern. Folsäure-Zugabe zur Ernährung wurde in einigen Studien schon erfolgreich angewandt (Durga-Studie).

Vitamin D ist wichtig für die geistige Entwicklung und die ausgeglichene Stimmung, abgesehen von den wichtigen Effekten auf die Knochendichte.

Wenn Sie dann gut gegessen haben, müssen Sie das Hirn aber auch gebrauchen und den Körper verwenden, sonst ist es wie in einem vollen Supermarkt: Es bleibt alles im Regal und verdirbt. Irgendwann laufen die Lebensmittel ab und müssen entsorgt werden.

Eine zu kalorienreiche Ernährung verschlechtert die synaptische Plastizität der Nerven. Die exzessive Nahrungszufuhr überfordert die Zellen, zu viele freie Radikale entstehen, können nicht abgepuffert werden und stören damit Zellproteine, Fette und Nukleinsäuren, die zur Zellreparatur und Erneuerung benötigt werden.

Entsprechende Untersuchungen mit einer Nahrungsreduktion wurden bereits gemacht, allerdings zeigen die Ergebnisse noch nicht eindeutig, ob das „meal scipping" wirklich erfolgreich ist. Klar ist, dass oxidativer Stress, der durch gesättigte Fettsäuren verursacht wird, ernsthaft schädlich ist, Junkfood ist deshalb schädlich.

Beeren reduzieren diesen oxidativen Stress. Gemüse wie Spinat, Brokkoli und Kartoffeln tun das auch. Curry, medizinische indische Kräuter und Flavonoide sind ebenfalls hilfreich. Einen deutlichen Effekt hat auch Bewegung. Wenn man ungesättigte Fettsäuren zu sich nimmt und sich ausreichend bewegt, dann erhöht sich die Möglichkeit, BDNF zu erzeugen, deutlich und die Leistung des Gehirns ist messbar größer.

Macht man Bewegung, dann neutralisiert man die verschlechternde Wirkung von Junkfood: BDNF wird dann nicht abgebaut, sondern es entsteht auf Grund der Bewegung deutlich mehr davon.

Das heißt, unser Lebensstil wirkt sich deutlich auf unser Gehirn aus: Wir können uns dumm essen und dumm faulenzen.

Überernährung ist genauso schädlich wie Unterernährung. Neurologische Krankheiten wie Alzheimer sind keine Krankheiten, die uns zufällig treffen. Sich mit dem Löffel das Grab schaufeln ist leider ein Sprichwort, das stimmt. Wir müssen entweder richtig essen oder Bewegung machen. Junkfood und keine Bewegung ist eine fatale Mischung.

Nahrungsmittel, die dem Hirn helfen

Wohlgemerkt: Hier sind Nahrungsmittel und nicht Pillen gemeint. Überdosierungen von Vitaminen und Mineralstoffen können Schäden erzeugen. Schlucken Sie nichts, wofür Sie nicht eine klare Indikation haben, sondern essen Sie gesund.

Schlucken Sie keine Megadosen von einem Vitamin oder Mineralstoff, denn mehr ist nicht besser, sondern giftiger. Vitamine können schaden. Mineralstoffe können schaden. Pillen aus Naturläden und dem Internet gehören in die Hand von Spezialisten. Sünden, die Sie mit Ihrem Lebensstil begehen, wie zu viel Alkohol trinken, Rauchen oder Junkfood essen, können Sie nicht mit Pillen kompensieren.

Aber jetzt zu den Lebensmitteln fürs Gehirn – wie sie wirken, wo sie helfen:

Omega-3-Fettsäuren (Fisch, Kiwi, Walnüsse)

Weniger Leistungsabfall bei älteren Personen

Hilfreich bei Depressionen, ADHD (Attention Deficit Hyperactivity Disorder)

Curcumin (ein Curry-Gewürz, Turmeric)

Alterserscheinungen möglicherweise geringer

Flavonoide (Kakao, grüner Tee, Gingko, Zitrusfrüchte, Wein, besonders Rotwein, dunkle Schokolade)

Verbesserung der Gedächtnis-Leistung bei älteren Menschen

Vitamin B (verschiedene Pflanzen, wobei B_{12} nicht aus Pflanzen zu haben ist, sondern aus Fleisch, Fleischprodukten, Geflügel, Fisch und Eiern)

Vitamin B_6, B_{12} und Folat haben positive Effekte auf Embryos, Folatdefizite sind sehr schädlich und stören das Hirnwachstum

Achtung: Hohe Dosen von Vitamin C, die oft Rauchern empfohlen werden, können Vitamin B_{12} zerstören.

Vitamin D (fetter Fisch, Pilze, Milch, Sojamilch, Getreide)

Wichtig, um die Leistung älterer Personen konstant zu halten. Vitamin D ist auch die Voraussetzung für gesunde Knochen.

Vitamin E (Spargeln, Avocados, Nüsse, Oliven, Spinat, Samen, Weizenhefe, Gemüseöle)

Wichtig für die Leistung älterer Personen: Diese Nahrungsmittel sind nicht nur gut fürs Gehirn, sondern auch fürs Herz und das Immunsystem.

Cholin (Eigelb, Soja, Huhn, Wild, Truthahn, Leber, Salat)

Notwendig, um das Gedächtnis aufrechtzuerhalten

Vitamin C, E, Carotene (Zitrusfrüchte, Vollgetreide, Hülsenfrüchte, Pflanzenöle, Gemüse, Kalb)

Antioxidativ, bewahrt vor Abbau bei älteren Personen

Kalzium (grünes Blattgemüse, Brokkoli, Kohl, Obst, Mineralwasser, Milchprodukte)

Hohe Kalziumspiegel sind mit kognitiven Störungen bei Älteren in Verbindung gebracht worden, was das bedeutet, ist noch unklar. Knochen brauchen Kalzium, die Ernährung sollte darauf Rücksicht nehmen.

Zink (Meeresfrüchte, Fische, Innereien, Hülsenfrüchte, Soja, Vollkornprodukte, Pilze, Datteln), Selen (Getreide, Fisch)

Zink sollte möglichst reduziert sein, um keinen Abbau zu fördern, niedrige Selenspiegel sind assoziiert mit schlechteren Leistungen. Diese Zusammenhänge sind beschrieben, aber es ist noch nicht klar, was sie bedeuten und wie sie verursacht werden.

Kupfer (Austern, Kakao, schwarzer Pfeffer, Lamm, Rindsleber)

Bei Alzheimer-Patienten ist der Kupfer-Blutspiegel immer sehr niedrig, was das bedeutet, ist nicht geklärt.

Eisen (rotes Fleisch, Fisch, Geflügel, Linsen, Bohnen)

Eisen ist speziell für junge Frauen sehr wichtig, um die Leistungsfähigkeit zu bewahren.

Pathologische Veränderungen bei Mangel oder Überschuss an Eisen, Kupfer, Selen und Zink sollten möglichst vermieden werden. Fest steht: Die Dosis macht das Gift. Nehmen Sie keine Stoffe zu sich, wenn Sie nicht Ihren Blutspiegel bezüglich der einzelnen Spurenelemente kennen. Mit einer Überversorgung könnten Sie sich schaden. Wenn die Stoffe aus der Nahrung kommen, kann man nichts anstellen, mit Nahrungsergänzungsmitteln ist man schnell aus der gesunden Mittellage.

Nahrungsmittel, die dem Hirn schaden

Gesättigte Fette: Schweineschmalz, Butter, Butterschmalz, Kokosnussöl, Palmkernöl, Schlagobers/Sahne, Käse, Fleischfett

Diese Lebensmittel können sich nur Schwerarbeiter leisten, die den ganzen Tag körperlich schuften, oder Hochleistungssportler in der intensivsten Trainingsphase. Nur: Warum sollten sie sie essen, wenn die Alternative besser schmeckt, bessere Nerven bringt und mental hilfreich ist?

Richtig essen kann man lernen

Die Zusammenfassung all dieser Erkenntnisse kann nur lauten: Essen Sie, was gut schmeckt und aus der indischen und oder mediterranen Küche kommt: viel Gemüse, viel Salat und viel frische Kräuter. Vermeiden Sie Zucker und Süßspeisen und erziehen Sie Ihren Gaumen. Sie können essen lernen. Ganz einfach durch Vergleich. Essen Sie nur das Beste, lassen Sie sich von Profis helfen, Sie können im Internet vieles bestellen, was die Abwechslung und den Geschmack ausmacht, damit Sie nicht auf die Idee kommen, gesundes Essen sei langweilig.

Bewegung macht fit im Kopf

Bewegung ist unverzichtbar

Risikofaktor zu wenig Bewegung

Gerlinde B. ist 71 Jahre alt. Bis Ihr Chef in den Ruhestand ging, war sie Assistentin der Geschäftsleitung. Dem neuen Chef war dann nichts mehr gut genug, also ging sie mit 58 auch in Pension. Sie wurde gegangen, das war nicht leicht. Ihr Mann stand ihr in dieser Zeit sehr bei. Doch vor drei Jahren war er an Krebs verstorben, mit 79, viel zu früh. Seither ging es Gerlinde nicht gut. An der Gartenpflege, den Kaffeerunden mit ihren Freundinnen und dem Kochen hatte sie das Interesse verloren. Sie saß meist vor dem Fernseher und sah sich Heimatfilme an, wehmütig, verloren in ihrem Leben. Was sollte werden? Das Fernsehen bot die tägliche Aufregung, mit Informationen, die sie eigentlich nicht betrafen. Was sollte sie mit all den Erdbebenopfern, den Teenagermüttern, den Richtern und Kindererzieherinnen in den Shows? Die Politiker frustrierten sie sowieso. Ihre Kinder brachten wöchentlich frische Nahrungsmittel, weil sie nicht viel tragen konnte, und blieben für einen kurzen Besuch, aus Höflichkeit, wie sie glaubte. Wer war schon auf sie neugierig! Sie hielt sich selbst nicht mehr für interessant. Alles tat weh. Sie hatte Gliederschmerzen, die Beine brannten, bisweilen fühlte sie ein Stechen und Pochen, und die Steifigkeit, besonders in den Händen, machte ihr angst.

Mit dem Kochen gab sie sich nicht viel Mühe. Die Fertigprodukte waren schnell zubereitet. Sie schmeckten zwar nicht besonders, aber es war der geringste Aufwand. Kraft zu mehr wollte oder konnte sie nicht aufbringen. Die Kinder und Freundinnen meinten es gut, irgendwie waren Torten und Kuchenstücke die

Zuwendung, die sie bekam. Die Zuwendung zeigte sich dann als Übergewicht. Plötzlich waren es 20 kg, mehr, als sie jemals nach einer Schwangerschaft gehabt hatte, sie wusste gar nicht, wie es dazu kommen hatte können. Alles war nur mehr anstrengend und ermüdend.

Wenn sie ihren Kindern etwas erzählte, fingen diese an ihr zu sagen, dass sie das schon einmal erzählt habe. Sie erinnerten sie auch mehrmals an ein am Tag zuvor geführtes Telefongespräch. Gerlinde wusste nicht, ob sie wirklich telefoniert hatte, vielleicht war sie einfach müde gewesen und konnte sich deshalb nicht erinnern. Sie konnte sich plötzlich auch nicht mehr an das aktuelle Datum erinnern und erschrak. Die Wochentage musste sie im Kalender markieren. Manchmal wusste sie auch nicht mehr, ob sie sie markiert hatte. Wenn sie etwas auf Zetteln notierte, fand sie ein wenig später die Zettel nicht mehr. Der Geburtstag ihrer Tochter entfiel ihr, sie musste unauffällig fragen, dabei hatte sie Mühe, und vor Aufregung verwechselte sie die Namen ihrer Töchter.

Täglich suchte sie nun auch ihren Wohnungsschlüssel. Es half auch nichts, den Schlüssel an der Handtasche festzubinden – sie konnte sich dann nicht mehr erinnern, an welcher Tasche sie ihn festgebunden hatte. Täglich kam eine andere Demütigung hinzu, die ihr das Gedächtnis bereitete.

Da bekam Gerlinde B. Angst davor, einmal alles zu vergessen und vielleicht ein Pflegefall zu werden.

Das wollte sie einfach nicht ertragen. Sie erinnerte sich an den netten Arzt, der ihren Mann begleitet hatte. Er hatte ihr damals schon angeboten, für sie da zu sein. Sie wollte nicht einfach so aufgeben, ihr Mann hatte auch nicht aufgegeben, sondern die Tage genossen, solange er konnte. Bis zuletzt hatte er seine Spazierrunden gemacht. Er hatte sich angezogen, auch wenn es ihn alle Kraft kostete, und sagte: „Ich will in den Klub der aufrecht

Begrabenen.“ Da musste Gerlinde lachen und ging zum Arzt. Der war wirklich ein guter Arzt. Er hörte zu und meinte, es müsse wohl eine gründliche Untersuchung gemacht werden, da die Beschwerden den Alltag körperlich und seelisch deutlich erschwerten und das Körpergewicht nicht gerade im normalen Bereich sei. Er machte ihr keine Vorwürfe, er sagte nur ermunternd: „Sie wollen Ihr Leben erleichtern, dann erleichtern Sie mal Ihre Wirbelsäule und Ihre Knie. Sie haben schon mehr in Ihrem Leben geschafft und heftigere Gegner als Fettpolster bekämpft.“

Gerlinde entschloss sich, die Überweisung ins Krankenhaus anzunehmen und wurde dort gründlich untersucht. Doch es konnten keine Ursachen für ihre Zustände gefunden werden. Medizinisch gesehen war sie gesund. Im Entlassungsbericht stand ganz oben: Adipositas gravis. Gerlinde las nach: Das hieß nichts anderes als „ordentlich fett“. Dann kamen noch Banalitäten wie Zervikalsyndrom, Lumbago, Abnützungen und andere Unwesentlichkeiten hinzu. Man gab ihr Ratschläge mit auf den Weg wie: „Gehen Sie doch mehr an die frische Luft“, „Unternehmen Sie doch etwas mit Ihren Freundinnen“ etc. Doch Gerlinde B. war damit nicht zufriedengestellt. Am Abend nach ihrer Untersuchung rief sie ihre Tochter an, um ihr alles zu berichten. Nach ihrer Unterhaltung erinnerte sich die Tochter an einen Zeitungsartikel, in dem Spezialisten auf dem Gebiet „Gedächtnisschwäche“, vorgestellt wurden. Sie kramte in ihrem Papierberg, wurde fündig, zögerte nicht lange und rief das Institut an, um einen Termin für ihre Mutter zu vereinbaren. Gesagt, getan.

Am nächsten Tag fuhr Frau B. mit ihrer Tochter zum besagten Institut. Sie wurde ausführlich danach gefragt, welche Schmerzen sie habe, seit wann die Schmerzen aufgetreten und wie stark diese seien. Zudem wurden auch die immer wiederkehrenden Gedächtnisschwächen dokumentiert und genau unter die Lupe genommen. Nach den Symptombeschreibungen, der Untersuchung und der Diskussion über den Entlassungsbericht von Gerlinde B. wurde ihr vorgeschlagen, an einer Bewegungsgruppe, die am Institut stattfand, teilzunehmen. Das Programm wurde ihr erklärt, wann die Gruppen sich treffen und wie viele Personen es sind. Auch eine Ernährungsbesprechung gebe es nach jeder Bewegungsstunde. Bis jetzt habe es von den einzelnen Mitgliedern viel positives Feedback gegeben. Es gebe auch einen „Teamleader", der Auskunft geben könne. Finanziell sei es auch keine große Belastung, eine Stunde koste ungefähr so viel wie ein „Kaffeehausbesuch".

Sie konnte überzeugt werden, da hinzugehen, weil von dem Bewegungstraining angeblich nicht die Beine, sondern der Kopf am meisten profitiere. Bewegung, sagte man ihr, sei das Zaubermittel, wodurch ihr Gedächtnis noch einmal auf Vordermann gebracht werden könne. Neue Nervenzellen würden auf diese Weise im Gehirn nachwachsen, nach dem Motto: „Use it or lose it!". Nervenzellen und Muskelzellen der Oberschenkel sollten das Gedächtnis stärken? Merkwürdig. Aber dass alles mit allem zusammenhängt, das klang logisch.

Gerlinde B. zögerte anfangs noch ein wenig, sie sei sehr beschäftigt und habe wenig Zeit für sich selbst. Trotzdem meinte sie, dass es ein Versuch wert wäre, die Bewegungsgruppe zumindest einmal auszuprobieren. In Wirklichkeit schämte sie sich. Sie wollte nicht auffallen. Vielleicht sind die anderen viel schneller und beweglicher und sie ist der Außenseiter, der nicht mitkann, dachte sie bei sich. „Ordentlich fett". Das war in ihr Hirn gebrannt.

Da wurde sie wütend, was heißt da „ordentlich fett", die Ärzte sollten erst einmal erleben, wie das ist, von einem jungen Chef abserviert zu werden, jahrelang einen krebskranken Mann zu haben, jahrelang allein zu sein! Ihre Wut reagierte sie bei einem

Abendspaziergang ab. Sie rief ihre Freundinnen an und sagte, sie sollen keine Torten mehr bringen. Sie machte mit den Töchtern aus: „Wir treffen uns nicht mehr zu Hause, sondern ihr geht mit mir eine Runde im Park, wenn ihr kommt."

Gerlinde B. ist nun sechs Monate und eine Woche Mitglied der Bewegungsgruppe. Die Gespräche und Übungen innerhalb der Gruppe tun ihr sehr gut, von Schmerzen in den Gliedern oder Beinen ist keine Rede mehr, klar spürt sie Schmerzen, aber sie stacheln sie nur zu einer neuen Runde an. Sie hat schon sieben Kilo verloren, kann sich wieder bücken, die Finger sind flink und erste Gemüsemahlzeiten haben sie auch schon zustande gebracht. Kein Fertiggericht kommt ihr mehr ins Haus. Sie will sich nicht verwalten lassen, als Geschäftsführerassistentin hat sie den Chef verwaltet, dann wird sie es wohl schaffen, sich selbst auch zu verwalten. Der neue Chef hat sich geirrt, sie ist nicht pensionsreif, das wird sie sich jetzt beweisen. Zwei Freundinnen hat sie in die Gruppe mitgebracht. Die haben Gerlinde B.s neuen Schwung erst mit Neid, dann mit Bewunderung und dann mit der Bitte „Nimm uns mit" kommentiert. Jetzt haben sie zu dritt und in der Gruppe Spaß.

Gerlinde ist in ihrem Element, es gibt wieder etwas zu tun. Sie liest nach, was so drin ist in dem Zeug, das sie als Fertigprodukt gegessen hat. Da packt sie wieder die Wut. Die wollten sie doch für blöd verkaufen, die glauben, den Alten ist alles zuzumuten. Beim Abendspaziergang schmiedet sie Rachepläne. Sie will für die bewegten Alten eine kleine Ernährungskunde schreiben, sie will ihnen sagen, was alles möglich ist, wenn man genauer in den Kochtopf guckt. Seit drei Wochen vergisst sie keinen Wochentag mehr, sie weiß ganz genau, am Dienstag und am Donnerstag ist Bewegungsgruppe, und dazwischen hat sie wirklich zu tun. Das Seltsame ist, die Kilos, die sie verloren hat, wirken sich als bessere Konzentration und mehr Geschwindigkeit und

Wendigkeit im Hirn aus. Die Zettel und die Schlüssel sucht sie immer noch, aber mit mehr Elan und mit weniger Verzweiflung. Wenn ein Zettel auf den Boden fällt, hat sie wieder Gelegenheit sich zu bücken und freut sich darüber, dass sie es kann. Die Heimatfilme haben auch ihr Gutes. Sie hat sich im Zillertal eine kleine Gastwirtschaft ausgeguckt, sich einen Zug ausgesucht, um dorthin zu gelangen. Sie wird sogar vom Wirt persönlich von der Bahn abgeholt werden, und dann wird sie Wanderungen unternehmen, wie sie es früher einmal gemacht hat. Zweimal pro Woche gibt es sogar geführte Wanderungen – sie kann es schon kaum mehr erwarten, auf Urlaub zu fahren. Nein, sie will allein fahren, die Freundinnen sollen sich selbst was ausdenken, schließlich ist sie in Pension.

Wie man den Muskelabbau stoppen kann

Im Lauf der Jahre nimmt das Körpergewicht nach und nach zu, auch der Körperfettanteil steigt mit den Lebensjahren, ohne dass wir mehr essen, und zwar durchschnittlich von 10% mit 20 Jahren auf 30% im Alter von 35 bis 40 Jahren bei Männern und von 15% auf 35% bei Frauen. Dies ist Ausdruck des Alterungsprozesses. Er entsteht durch die Abnahme der Muskelmasse und die Abnahme der Sauerstoffaufnahmefähigkeit des Körpers. Zwischen dem 30. und 40. Lebensjahr sinkt die Muskelmasse um 1% pro Jahr.

Dieser natürliche Verfall geschieht unmerklich und schleichend, das Fett modelliert sich in den Körper: Dort, wo im Alter von 30 Jahren noch Muskeln waren, hat sich mit 50 Fett gebildet, das optisch so tut, als ob es Muskel wäre. Auch wenn man es nicht sieht: Beim Treppensteigen und Einkaufstaschenschleppen wird es immer deutlicher erkennbar.

Mit 80 Jahren sind die normale Muskelmasse und die normale Muskelkraft dann halbiert. Dieser Prozess kann durch Ernäh-

rung nicht aufgehalten werden. Es gibt keine Nahrung, keine Pille und kein Medikament, das diesen Abbau stoppen kann. Nicht einmal ein Anabolikum, das muskelaufbauende Dopingmittel, ist wirksam dagegen. Das einzige, was hilft, ist ein angemessenes körperliches Training, um Muskeln durch Bewegung aufzubauen.
Die Sauerstoffaufnahmefähigkeit des Blutes ist ein Maßstab für körperliche Ausdauer. Sauerstoff wird aus der Luft über die Lungen ins Blut aufgenommen, im Kreislauf transportiert, vom Herz verteilt und schließlich mit dem Blut zu den Muskeln gebracht. Die Ausdauer beruht auf einer funktionierenden Atmung, einer guten Verteilung des Sauerstoffes im Kreislauf und einem ausreichenden Stoffwechsel in der Muskulatur. Geringe Ausdauer äußert sich in Atemnot bei geringen Belastungen und nach kurzer Zeit.
Nicht nur die Beine tragen einen dann nicht, nicht nur die Stiegen sind dann zu hoch, auch das Sprinten im Hirn fällt schwer. Die körperliche und geistige Verlangsamung nimmt ihren Lauf. Überdurchschnittlich muskelstarke und ausdauernde Menschen sind in jedem Alter leistungsfähiger, biologisch jünger und haben eine geringere Wahrscheinlichkeit, krank zu werden.

Kalorienzählen allein reicht nicht

Die Abnahme der Muskelmasse geht mit der Abnahme der körperlichen Aktivität einher. Dadurch verringert sich auch der Tagesenergieumsatz, der Verbrauch an Energie sinkt. Aber: Isst ein 30-Jähriger mehr als ein 40- oder 50-Jähriger? Meistens nicht. Und das führt dazu, dass das Gewicht der Menschen ab 35 nicht gleich bleibt, sondern sich im Gegenteil langsam, aber stetig, erhöht. Die Fettsucht der Männer ist am dicken Bauch zu sehen, jene der Frauen an Hüften, Pobacken und Oberschenkeln. Gefährlich wird der Speck, wenn die Männer einen Bauch-

Immer wieder hütet sie ihre Enkelkinder, um ihren Töchtern das Leben zu erleichtern. Das macht sie gerne. Schließlich muss man zusammenhalten.
Für das kleinste ihrer Enkelkinder muss sie heute einen Kuchen backen. Das Mädchen hat Geburtstag und erwartet den Kuchen schon sehnsüchtig im Kindergarten. Ein großes Fest wird es geben, mit all ihren Kindergartenfreunden und natürlich der Familie. Schon seit Wochen redet die Kleine von nichts anderem und freut sich auch auf Omas berühmten Geburtstagskuchen.
Hilde S. hat natürlich alles vorbereitet. Sie hat einen genauen Zeitplan, denn auf sie war und ist immer Verlass. Sicherheitshalber hat sie eine Einkaufsliste geschrieben, obwohl sie die Zutaten eigentlich im Kopf hat, aber in letzter Zeit wird sie immer vergesslicher. Das scheint niemandem aufzufallen, aber Hilde S. macht sich Sorgen.
Schon am frühen Vormittag ist der Kuchen gebacken und Hilde S. macht sich fertig, um rechtzeitig im Kindergarten zu sein. Sorgfältig zieht sie sich an und macht ihre Haare zurecht.
Die Straßenbahn kommt pünktlich und nun steht einem angenehmen Nachmittag im Kindergarten nichts mehr im Weg. Das Fest ist eine willkommene Abwechslung für Hilde S., sie kann endlich wieder Zeit mit ihrer Familie verbringen und alle werden sich über den Kuchen freuen. Der hat schließlich Tradition und wird von ihr seit Jahrzehnten zu Geburtstagen zubereitet.
Im Kindergarten angekommen, trifft es sie plötzlich wie ein Blitz. Sie hat den Kuchen in der Straßenbahn vergessen.
Sie schafft es irgendwie noch, eine Eistorte zu besorgen und alle Kinder sind begeistert, aber es ist völlig klar, da stimmt was nicht. Wenn man etwas vergisst, das einem so wichtig ist, dann sind es die kleinen grauen Zellen, die nicht mehr das tun, was man möchte.

Da muss der Spezialist her, sie will es jetzt genau wissen. Ja, es ist richtig, Zucker und Zuckerkrankheit erhöhen das Risiko, dement zu werden. Der Zucker muss runter. Sie lässt es sich erklären: Insulin und Stressverarbeitung hängen zusammen. Es ist nicht einfach so, dass das Blut zu süß ist, der Zucker verhindert, dass eine ausreichende Leistungsreserve vorhanden ist. Nicht nur die Augen sind gefährdet, die Beine, die Haut entzünden sich leichter, die Wunden heilen schlechter, Pilze können leichter in die Haut dringen, all das macht sie sich jetzt klar. Sie geht zur Ernährungsberatung, sie hat sich zum Ziel gesetzt, den Zucker loszuwerden.

Statt mit der Straßenbahn zum Kindergarten zu fahren, geht sie ab jetzt zu Fuß, das bringt nicht nur Bewegung und auch weniger Stress, sondern es wirkt sich auch auf ihr Gewicht aus. Schnell ist sie so weit, dass sie weniger Medikamente gegen zu hohen Zucker braucht. Der Langzeitzuckerwert ist schon unter 7 gefallen, Unterzuckerungswerte kommen nicht mehr vor, auch die sind schädlich fürs Gehirn. Mit Medikamenten kann man das gar nicht so genau einstellen, hat sie herausgefunden. Die Beine sind ein Zaubermittel, die können Zucker regulieren. Sie hat sich statt aufs Kuchenbacken nun auf ausgedehnte Spaziergänge verlegt und hat sich schlau gemacht über Kräuter und schmackhafte Gemüsesorten. Sie geht öfter auf den Bauernmarkt und fragt die Leute nach neuen und originellen Kräutern, die man in der Küche verwenden kann. Sie ist ganz erstaunt, was frische Kräuter alles können, und die Enkelin will auch mehr wissen. Zusammen ziehen sie Kresse und ein bisschen Schnittlauch und besuchen Gärtner. Sie geht auch auf eine Kräuterpfadveranstaltung, wo sie so viel Interessantes erfahren hat, dass sie ein vollgeschriebenes Notizbüchlein nach Hause bringt. Nach einem halben Jahr hat Hilde 7 kg verloren, den Zucker gesenkt und braucht keine Medikamente mehr. Und sie hat ein neues Hobby, schmackhafte Kräuter ausprobieren, entdeckt. Jetzt geht sie mit der Enkelin öfter Pilze sammeln, macht Ausflüge in den Wald und freut sich über den Duft von Heilkräutern und Gewürzen, die sie überall aufstöbert. Sie orientiert sich an ihrem Geschmack, Gesundheit muss genussreich sein, ist ihr Motto.

Was Muskeltraining bringt

Entscheidend für Körperfett und Körpergewicht ist die Möglichkeit, Kalorien wieder loszuwerden. Ein Tour-de-France-Gewinner kann pro Stunde Training 1120 kcal loswerden, weil seine Muskeln und seine Sauerstoffaufnahmefähigkeit das Energierad so schnell drehen können. Ein nicht besonders trainierter Mann kann pro Trainingsstunde maximal 525 kcal verbrauchen. Eine Frau bringt es auf 450 kcal. Wenn allerdings nicht mehr ausreichend Muskelmasse vorhanden ist und die Puste nicht ausreicht, um die ersten zehn Minuten Training zu überstehen, dann bleibt das Fett, wo es ist, am Bauch und an den Hüften.

Die Chance, Fett zu verlieren, steigt also mit der Zahl der Trainingsstunden pro Woche. Natürlich sollte das Training abwechslungsreich sein, ein bisschen Joggen, Schwimmen, Krafttraining, Yoga, Radfahren, Wandern, Treppensteigen, Tennis, Golf, alles, was den Puls aus der Ruhe bringt und/oder die Balance und Muskelkraft fordert. Wenn ein Mann eine Stunde pro Woche trainiert, kann er mit 25 Jahren ca. 500 kcal loswerden, mit 55 Jahren nur mehr 360 kcal. Und wenn er 8 Stunden in der Woche trainiert, dann wird er mit 25 Jahren 830 kcal pro Stunde los, mit 55 immerhin noch 610 kcal. Man muss den Ofen in Gang halten, wenn man Kraft und Muskeln und geistige Fitness erhalten will.

Natürlich geht es den Frauen nicht besser. Mit 25 Jahren kann eine Frau 400 kcal pro Stunde verbrauchen, wenn nur eine Trainingsstunde pro Woche absolviert wird, mit 55 sind es nur mehr 340 kcal. Eine 25-jährige Frau, die 8 Trainingsstunden in der Woche absolviert, wird pro Stunde 780 kcal los, eine 55-jährige 660 kcal, also mehr als ein Mann. Daraus wird sichtbar, dass Männer, die mehr Muskeln haben, während des Alterungsprozesses auch mehr verlieren können. Allerdings, aktive Männer können auch wieder mehr aufbauen. Die Biologie bleibt ungerecht.

In Eisbechern gesprochen, kann eine 55-jährige Frau nur einen Eisbecher pro Woche zusätzlich verkraften, wenn sie mindestens 1 Stunde pro Woche trainiert. Nachdem sie beim Training aber auch Muskeln aufbaut, die auch im Ruhezustand zusätzliche Energie verbrauchen, kann sie noch einen weiteren Eisbecher pro Woche essen. Allein die Tatsache, Muskeln zu haben, erlaubt ihr den zweiten Eisbecher.

Mehr Training ist besser, und mit den Jahren müssen es immer mehr Trainingsstunden sein, weil sonst der Grundumsatz so niedrig ist, dass Sie selbst mit 1000-Kalorien-Diäten zunehmen. Natürlich ist die Frage berechtigt, ob es überhaupt einen Sinn macht, mit einem Training zu beginnen, wenn man jahrelang nichts gemacht hat außer Eisbecher essen. Lässt sich der Zustand dann überhaupt noch verbessern oder bleibt einem nichts anderes übrig, als sich dem wenig dekorativen Verfall beim Eisbecher oder beim Bier hinzugeben?

Dazu ein Beispiel: Eine Gruppe von ungefähr 80-Jährigen hat sich zweimal pro Woche drei Monate lang einem Muskeltraining unterzogen. Nach drei Monaten hatte sich die Muskelmasse der Teilnehmer um 3 kg erhöht und sie hatten 30–50% mehr Muskelkraft als zu Beginn. Der Grundumsatz nahm dadurch durchschnittlich um 45 kcal pro Tag zu, der Körperfettanteil insgesamt um durchschnittlich 4 kg ab.

Dehnübungen

Jetzt stellen Sie sich ganz gerade und ein bisschen breitbeinig hin, wie ein Westernheld.

- Sie kreuzen die Arme vor der Brust, anliegend am Oberkörper, und drehen sich abwechselnd zehnmal auf eine Seite und dann zehnmal auf die andere Seite. Langsam, genießen, nicht reißen.
- Dann strecken Sie die Arme in Schulterhöhe waagrecht zur Seite, wie eine Vogelscheuche, und drehen sich abwechselnd langsam zehnmal nach links und zehnmal nach rechts.
- Lassen Sie die Arme sinken, drehen Sie den Kopf abwechselnd zehnmal nach links und nicken dabei „Guten Tag" und zehnmal nach rechts und nicken dabei „Guten Tag".
- Bleiben Sie so stehen, halten Sie den Kopf gerade, neigen Sie abwechselnd zehnmal das das rechte Ohr nach rechts Richtung Schulter (Vorsicht, nicht reißen) dann das linke Ohr nach links Richtung Schulter, ganz langsam und ohne die Schultern hochzuziehen.
- Stemmen Sie die Arme in die Hüften und ziehen Sie den Oberkörper abwechselnd zehnmal langsam und vorsichtig zur rechten Seite und dann zur linken Seite.
- Stehen weiter breitbeinig, ein bisschen weniger als vorhin, und schieben Sie das Becken abwechselnd zehnmal nach rechts und zehnmal nach links. Nur das Becken verschieben, der Oberkörper bleibt, wo er ist, in der Mitte, über Ihren Beinen.

Schon haben Sie 5 Minuten Verspannungen gelöst.

Kräftigungsübungen

- Jetzt stellen Sie sich ganz gerade hin, heben das rechte Bein ein wenig vom Boden und strecken und beugen den rechten

Fuß, fünfmal strecken, fünfmal beugen, fünfmal nach innen, fünfmal nach außen.

- Dann heben Sie das rechte Bein höher, strecken und beugen das Bein im Knie fünfmal vor, fünfmal zurück, dann kreisen Sie fünfmal den Unterschenkel, fünfmal nach innen, fünfmal nach außen.
- Danach strecken Sie das rechte Bein, ohne dazwischen den Fuß auf den Boden zu setzen, und schwingen es wie einen Pendel fünfmal vor und zurück.
- Zuletzt, unter Aufbietung der letzten Kräfte, kreisen Sie das rechte Bein fünfmal nach innen und anschließend fünfmal nach außen.
- Dann dürfen Sie den rechten Fuß auf dem Boden aufsetzen.
- Und nun das Ganze nochmal mit dem linken Bein.

Schon haben Sie 5 Minuten Ihre Bauch-, Rücken- und Beinmuskulatur gestärkt, Ihre Balance trainiert und damit die Grundlage für Kräftigung und Mobilität gelegt.

Die Anweisungen für diese Übungen beanspruchen Ihr Hirn, denn Sie müssen sich den Bewegungsablauf merken. Und schon ist der Kopf beschäftigt und der Effekt multipliziert sich. Wenn Sie diese Übungen beherrschen, dann können Sie sich Fitness-CDs anschaffen und alles, was so an Stretching, Rückentraining, Aerobic, Bauch-Bein-Po, Kräftigung, Fatburning und vor allem Core-Training und anderen Fitnessangeboten verfügbar ist, der Abwechslung wegen durchtesten. Sie werden es nicht für möglich halten, wie viele Muskeln es gibt, die sie noch nie gespürt haben.
Diesen Aufwand sollten Sie jeden Tag betreiben. Sind Sie sich eine halbe Stunde wert?
Das Ergebnis wird Sie begeistern, Sie spüren sich wieder, Sie be-

ginnen Ihre Lebendigkeit zu fühlen und die Sicherheit und Freude, die in Ihre Glieder fährt, als hätten Sie gerade erst laufen gelernt.

Übungen für die Beweglichkeit der Gelenke

Was zählt, ist die richtige Vorstellungskraft. Setzen Sie sich auf einen stabilen Tisch und ahmen Sie die Bewegungen beim Fahrradfahren nach. Die Beine treten in die Pedale und die Hände halten den Lenker fest. Oder stellen Sie sich vor, Sie spielen Gitarre oder Klavier, machen Sie die Bewegungen dazu, die Fingergelenke werden es Ihnen danken.

Durchbrechen von automatisierten Bewegungsmustern

a) Die Hände ineinander verschränken: Zunächst in der üblichen, „automatisierten“ Form, anschließend derart, dass der andere Daumen oben liegt.
b) Die Arme vor dem Körper verschränken – anschließend die Armhaltung spiegelbildlich wechseln (der untere Arm wechselt nach oben).
c) Verbrecherspiel: Die linke Hand umschließt den linken Daumen, Daumen und Zeigefinger der rechten Hand bilden eine Pistole. Die „Pistole“ schießt auf den versteckten Daumen (Verbrecher). Danach schnell wechseln: Die rechte Hand umschließt den rechten Daumen, Daumen und Zeigefinger der linken Hand bilden eine Pistole. Wiederholen Sie den Rechts-links-Wechsel zehnmal.

Übung für den Bewegungssinn

Nehmen Sie einen Tennisball in die Hand, heben Sie den Arm und lassen Sie den Ball mit geschlossenen Augen von der oberen in die untere Hand fallen. Danach werfen Sie den Ball ebenfalls mit geschlossenen Augen von der unteren in die obere

Hand. Da die Augen geschlossen sind, kommt es vor allem auf den Bewegungssinn an, um diese Aufgabe zu bewältigen.

Übungen zu zweit

Für das psychische und physische Bewusstsein

Jeder Übende hat einen Ball. Die beiden Bälle haben unterschiedliche Farben (z.B. rot und grün).

a) Die Partner stehen einander gegenüber. Der rote Ball wird Person 1 zugeworfen, während gleichzeitig der grüne Ball Person 2 über den Boden zugeprellt wird.

b) Bei Zuwurf des roten Balls soll Person 1 in die Hände klatschen, bevor sie den Ball fängt, während Person 2 eine Kniebeuge durchführt, wenn ihr der grüne Ball zugeprellt wird.

Nur nicht das Gleichgewicht verlieren

Das Knie des Spielbeines anheben, mit der Hand des Gegenarmes festhalten, den freien Arm zur Seite halten und den Kopf zur Seite neigen. Anschließend in diesem Einbeinstand versuchen, dem Partner einen Ball zu zuwerfen.

Auch bei diesen Übungen gilt es, klein anzufangen und Spaß dabei zu haben. Irgendwann üben Sie dann Ihren ersten Liegestütz, machen Ihre erste Übung für die schlaffen Oberarme, machen Ausfallschritte und gehen zügig die Treppen in den 6. Stock.

Nach drei Monaten sind Sie fit wie ein Turnschuh.

Rauchen: Gift fürs Gehirn

Risikofaktor Rauchen

Renate F. ist 58 Jahre alt, verheiratet und Mutter von zwei erwachsenen Söhnen. Sie lebt, seit die Kinder aus dem Haus sind, zusammen mit ihrem Mann in einer kleinen Mietwohnung. Renate raucht seit ihrer Schulzeit. Als sie 17 Jahre alt war, hatte sie die ersten Zigaretten zunächst aus Neugier mit ihren Freundinnen ausprobiert, doch schnell ging es nicht mehr ohne. Seitdem raucht sie 10 bis 15 Zigaretten pro Tag, an sehr stressigen Tagen auch manchmal eine ganze Schachtel.

Drei Mal hat Renate bisher versucht, das Rauchen aufzugeben. Während der zwei Schwangerschaften gelang es ihr, abstinent zu bleiben, doch jeweils einige Monate nach der Geburt wurde das Verlangen zu stark und sie griff wieder zur Zigarette. Abgesehen vom körperlichen Verlangen war es auch die mit dem Rauchen verbundene „Pause", auf die sie so schwer verzichten konnte. Gerade als die Kinder noch klein waren, genoss sie ihre fünf Minuten Auszeit auf dem Balkon, in denen sie nicht gestört wurde. Die Zigarette war eine der wenigen Möglichkeiten, etwas „Zeit für sich" zu haben und neue Energie zu tanken.

Den letzten Versuch aufzuhören machte Renate, als ihre Söhne 9 und 12 Jahre alt waren. Die Kinder hatten in der Schule über die gesundheitlichen Folgen des Rauchens gelernt und drängten ihre Mutter dazu, aufzuhören. Sie klauten ihr die Zigaretten aus der Tasche, um sie zu verstecken, sie mit Nagellack anzumalen oder sie einfach kaputt zu machen und wegzuschmeißen.

Die Sorgen ihrer Söhne bewegten Renate dazu, erneut mit dem Rauchen aufzuhören. Dieses Mal hielt sie es fast ein Jahr ohne Zigarette aus. Kummer machte ihr allerdings ihr Gewicht. Seit der letzten Zigarette hatte sie 8 kg zugenommen, weil sie ständig Lust auf Süßes hatte. Die Sorgen um die Gewichtszunahme und eine sehr belastende berufliche Umstellung ließen sie schließlich wieder zur Zigarette greifen. Seitdem sind 21 Jahre ohne nennenswerte Aufhörversuche vergangen.

In letzter Zeit beginnt Renate F., sich Sorgen um ihre zunehmende Vergesslichkeit zu machen. Erst waren es kleinere Vorfälle, die sich allerdings häuften und langsam bedenklich wurden: Schon vier Mal hatte die Nachbarin in den letzten Monaten geklingelt, weil der Schlüssel von außen in der Wohnungstür steckte. Zweimal hatte sie ihre Bankomatkarte im Lesegerät im Supermarkt vergessen, beim ersten Mal war ihr die Kassiererin noch mit der Karte hinterhergelaufen, beim zweiten Mal hatte sie zu Hause stundenlang danach gesucht, bis sie schließlich auf die Idee kam, im Supermarkt nachzufragen.

Vor einigen Wochen war Renate vormittags mit ihrer Schwester in der Stadt verabredet. Am Morgen kochte sie noch schnell für ihren Mann das Mittagessen vor, dann machte sie sich auf den Weg. Als Renate aus der Stadt zurückkam, stieg ihr schon im Treppenhaus ein beißender Geruch in die Nase, der stärker wurde, je näher sie ihrer Wohnungstür kam. Renate stürzte in die Küche und sah zu ihrem Entsetzen, dass der Gasherd noch eingeschaltet war. Der Topf mit Reis, den sie am Morgen aufgesetzt hatte, war glühend heiß und innen schon vollständig verkohlt. Nur zufällig war sie rechtzeitig nach Hause gekommen, bevor die ganze Küche in Flammen aufging.

Nachdem sie sich vom ersten Schock erholt hatte, fasste Renate den Entschluss, sich endlich an einen Arzt zu wenden, um ihre Vergesslichkeit abklären zu lassen.

Von ihrem Arzt erfährt Renate F., dass Rauchen als Risikofaktor für Demenz und kognitiven Abbau gilt. Das heißt, dass Menschen, die über Jahrzehnte hinweg geraucht haben, ein fast doppelt so hohes Risiko haben, an Demenz zu erkranken, wie

Nichtraucher. Auch nimmt bei alternden Rauchern die Gedächtnisleistung deutlich schneller ab als bei Nichtrauchern. Besonders beeindruckt Renate F. die Tatsache, dass Raucher nicht nur früher und häufiger an Demenz erkranken als Nichtraucher, sondern auch schon im mittleren Lebensalter bei Gedächtnisaufgaben schlechter abschneiden.

Nach dem Gespräch mit dem Arzt beschließt Renate, das Rauchen ein für alle Mal aufzugeben. Erwiesenermaßen ist das Abgewöhnen in der Gruppe um einiges leichter als alleine, daher empfiehlt ihr der Arzt eine Psychologin, die Raucherentwöhnungsgruppen durchführt. Nach Rücksprache mit ihren Kindern, die sie in ihrem Entschluss bestärken, entschließt sich Renate zur Anmeldung.

Besonders motiviert sie die Information, dass Ex-Raucher viel seltener als Raucher Gedächtnisprobleme haben und der Rauchstopp die Aussichten verbessert, nicht vergesslich zu werden. Es ist also noch nicht zu spät!

Bei einem ersten Informationstreffen in der Gruppe werden noch weitere körperliche Verbesserungen besprochen, die sich schon kurze Zeit nach der letzten Zigarette einstellen.

Nach ...

... **20 Minuten** sind Puls und Blutdruck normalisiert, Hände und Füße haben eine normale Temperatur.

... **8 Stunden** ist der Sauerstoff- und der Kohlenmonoxid-Spiegel wieder normal.

... **24 Stunden** beginnt das Herzinfarktrisiko zu sinken.

... **48 Stunden** beginnen die Nervenenden sich zu regenerieren, es kommt zur Verbesserung des Geruchs- und Geschmackssinns.

... **2–3 Monaten** stabilisiert sich der Kreislauf, die Lungenfunktion verbessert sich.

... **1–9 Monaten** gehen Hustenanfällen zurück, genauso wie die Verstopfung der Nasennebenhöhlen, die Infektionsgefahr, Kurzatmigkeit und Abgespanntheit.
... **1 Jahr** sinkt das Herzinfarktrisiko auf die Hälfte.
... **5 Jahren** ist das Risiko für Mund- und Speiseröhrenkrebs halbiert.
... **10 Jahren** ist das Lungenkrebsrisiko halbiert.
... **15 Jahren** entspricht das Herzinfarktrisiko und Lungenkrebsrisiko dem von Nichtrauchern.

Quelle: American Cancer Society

Das Demenzrisiko halbiert sich nach 5 Jahren und nach 15 Jahren ist es nicht mehr höher als bei Nichtrauchern, soweit die Zahlen nun in den USA vorliegen. In Europa gibt es dazu noch keine großen Studien.

In der Nichtrauchergruppe beobachten die Teilnehmer zunächst gemeinsam mit der Psychologin ihr Rauchverhalten und analysieren die Funktion, die das Rauchen für jeden Einzelnen erfüllt. Renate ist erleichtert, dass sie nicht sofort aufhören muss, sondern erst einmal bis zur nächsten Sitzung genau darauf achten soll, in welchen Situationen und in welchen Stimmungslagen sie zur Zigarette greift. Die Psychologin erklärt, dass die Entwöhnung so aufgebaut ist, dass das Verhalten zunächst beobachtet und erst dann verändert wird, der letzte und entscheidende Schritt ist es dann, das geänderte Verhalten (also das „neue" Leben als Nichtraucher) aufrechtzuerhalten.
Bis zum „ersten Nichtrauchertag", der gemeinsam in der Gruppe festgelegt wird, hat Renate für sich festgestellt, dass sie inzwischen mehr aus Langeweile und Gewohnheit raucht, nicht wie früher aus Stress und auf der Suche nach einer „Auszeit".
Um nicht wieder rückfällig zu werden, ist es besonders wichtig, sich vor dem Rauchstopp zu überlegen, welche Alternativen zur

Zigarette man in jeder möglichen Versuchungs-Situation parat hat. Da Renate besonders häufig nach den Mahlzeiten und während eintöniger Büroarbeiten zur Zigarette greift, überlegt sie sich, was sie ab sofort statt dem Rauchen in diesen Situationen unternimmt. Statt der Zigarette nach dem Essen wird sie ab sofort einen kleinen Spaziergang an der frischen Luft machen. Sich etwas mehr zu bewegen hat sie sich auch deshalb vorgenommen, um nicht wieder so viel zuzunehmen. Im Büro schafft es Renate auch, statt zur Zigarette nicht etwa zu Süßigkeiten zu greifen, sondern sich einen Tee zu kochen oder Obst zu naschen. Die Hände brauchen Beschäftigung. Es hilft, etwas mit den Händen zu tun, um sich von dem Wunsch nach der Zigarette abzulenken. Da ist das Schälen und Kleinschneiden eines Apfels genau richtig. Zu Hause hat sie auch angefangen, kleine Freundschaftsketten zu basteln, im IQ-Shop hat sie sich bunte Kugeln und kleine Geschicklichkeitsspiele gekauft, das wird auch langsam zur Leidenschaft, diesmal ohne Gesundheitsrisiko. Genauso wichtig wie das Aufhören ist es, sich nicht zu früh als „Nichtraucher" zu fühlen, sondern sich weiterhin bewusst zu sein, wie schnell man durch einen Rückfall in alte Muster hineinschlittert. Renate bekommt Unterstützung von Freundinnen und von ihrer Familie, besonders ihre Kinder stärken sie in ihrem Vorhaben. So werden beispielsweise gemeinsam rauchfreie Unternehmungen geplant und erste Erfolge, wie zum Beispiel der erste Monat ohne Rauchen, gebührend gefeiert.
Ein halbes Jahr nach ihrer letzten Zigarette fühlt sich Renate schon viel fitter als früher. Und das in jeder Hinsicht. Zum einen spürt sie, wie positiv sich das Aufhören körperlich auswirkt: Beim Wandern und Nordic Walking hat sie deutlich mehr Ausdauer als früher, sie fühlt, dass sie einen längeren und tieferen Atem hat. Insgesamt führt sie ein bewussteres Leben und achtet mehr auf die natürlichen Bedürfnisse ihres Körpers. Auf der an-

deren Seite merkt sie auch, wie die „geistige Fitness“ wieder zurückkommt: Die früher so lästigen „kleinen Vergesser“ sind schon lange nicht mehr passiert, ganz zu schweigen von so gefährlichen Vorkommnissen wie dem Vergessen des Gasherds. Auch emotional geht es Renate gut: Sie ist stolz auf sich, mit 58 Jahren noch den Übergang von der Raucherin zur Ex-Raucherin geschafft zu haben und vertraut mehr auf ihre eigenen Fähigkeiten.

Durch den erfolgreichen Rauchstopp hat Renate eine gute Grundlage dafür geschaffen, eine beginnende Demenz „anzuhalten“. Sie hat die ersten Warnzeichen als Anlass genommen, ihre Lebensweise umzustellen, und sich rechtzeitig von jenen Gewohnheiten verabschiedet, die das Vergessen beschleunigen. Das Schönste ist, sie schmeckt wieder intensiver. Die Gerüche sind spannender. Sie spürt frischen Atem. Ihr Kleiderschrank riecht nach Parfum. Allmählich beginnt sie den Gestank von Zigaretten als ekelhaft zu erleben, aber sie hat Mitleid mit sich und Mitleid mit denen, die nicht wissen, was ihnen entgeht. Am meisten freut sie, dass es alle, die in der Gruppe geblieben sind, auch wirklich geschafft haben. Wegrennen, aufgeben ist falsch, durchhalten ist das Erfolgsrezept.

Den Stress besiegen

Wenn man Gedanken, die nicht hilfreich sind, wie Unkraut wuchern lässt, dann bedeutet das Stress. Doch es gibt ein wirksames Unkrautvernichtungsmittel dagegen. Es lässt sich in dem Satz zusammenfassen: „Ich muss nicht jeden Blödsinn glauben, den ich mir ausdenke.“ Die regelmäßige Unkrautvernichtung im Hirn nennt man Stressabbau. Allerdings muss man dazu wissen, was im Kopf wachsen soll. Da ist man dann schnell bei der Sinnfrage: Wofür kämpfe ich? Wer bin ich? Was will ich? Wie wichtig bin ich mir?

Risikofaktor Stress

Richard S. ist 49 Jahre alt, besitzt ein kleines Unternehmen in einem beschaulichen Dorf an einem See. Wie seine Frau Andrea arbeitet er 60 Stunden oder mehr pro Woche. Er will Erfolg haben. Beide genießen ihn, wenn sie manchmal ein paar Minuten Zeit haben. Ein wenig Entspannung ist wichtig, deshalb läuft Richard regelmäßig eine Stunde um den See. Vor einem halben Jahr ist er mit seiner Frau, die zehn Jahre jünger ist, mit den Kindern, der 16-jährigen Birgit und dem dreijährigen kleinen Richard, ins neue gemeinsame Haus gezogen. Der Bau nervte, drei Jahre lang gab es ständig irgendwelche Probleme. Erst wegen der Lieferschwierigkeiten von Firmen, dann wegen dem Sturmschaden, als die Fenster hätten geliefert werden sollen. Der frühe Wintereinbruch, die Planen, die gebracht werden mussten statt der Fenster, die Heizung, die schnell provisorisch installiert werden musste, dann wieder Ärger mit den Türen, die nicht passten, es wollte gar kein Ende nehmen.
Hinzu kam, dass das Unternehmen fast in den Konkurs geschlittert wäre. Das konnte Richard zum Glück abwenden. Meh-

rere Mitarbeiter hatten gekündigt, weil der Geldmangel sichtbar wurde, es waren die besten. Richard konnte es verstehen, auch wenn es ihn schmerzte. Loyalität hätte er sich erhofft, aber auch Mitarbeiter müssen Rechnungen bezahlen und Kinder versorgen.

Doch es gab noch mehr Probleme. Der Tod des Vaters hat ihn betroffen gemacht, immer wieder vermisst er ihn schmerzlich. Die Mutter braucht seine Unterstützung, das macht er gerne, aber es braucht Zeit. Seine Tochter war mit 15 schwanger geworden, in der Schule ging überhaupt nichts mehr voran, da war eine schwere Entscheidung zu treffen. Den Schwangerschaftsabbruch haben sie als Familie sehr genau überlegt, es war bald klar, hier gibt es keine „richtige" Entscheidung, schließlich war der Abbruch die Lösung. Das lässt Gedanken und Schuldgefühle zurück. Das Leben ist nicht einfach. Richard und seine Frau Andrea müssen zusammenhalten, das Unternehmen wieder hochbringen, gute Leute suchen und stark sein. Das bedeutet viele Stunden Arbeit täglich. Chefs kennen keine Stechuhr, sie bleiben, bis die Arbeit erledigt ist.

Die Schwiegermutter und ihr Mann beaufsichtigen die Unternehmer-Kinder. Doch wenigstens am Wochenende wollen die Kinder etwas mit den Eltern unternehmen, aber die 16-jährige Birgit und den kleinen Richard unter einen Hut zu bringen, ist ein eigenes Kunststück. Das Wochenende beginnt oft erst Samstagmittag.

An einem Samstag, der geplante Ausflug steht bevor, ist Richard plötzlich nicht auffindbar. „Das kann doch nicht sein", denkt Andrea und geht nochmal durchs Haus. Das Frühstück ist nicht vorbereitet, das macht sonst immer Richard. Die Reisetasche, die normalerweise da schon fertig gepackt ist, steht leer herum. Richards Anzug ist weg. Das Firmenauto ist weg. Andrea greift zum Telefon, ruft in der Firma an, Richard hebt ab. Er versteht die Aufregung seiner Frau nicht. „Heute ist Samstag“, sagt sie immer wieder, Richard versteht noch immer nicht, erst nach fünfmaliger Wiederholung begreift er, Samstag bedeutet Wochenende. Er hat Tag, Datum, alles verwechselt. Zwar ist es ihm in der Firma komisch vorgekommen, dass die Mitarbeiter noch nicht da sind, aber er war mit seinen Aufgaben so beschäftigt, dass er nicht gemerkt hat, dass da etwas nicht stimmt. Schnellstens macht er sich nach Hause auf. Er entschuldigt sich bei Andrea, erst lachend über den Irrtum, dann irritiert, weil er seine Kinder nicht zum Frühstück rufen kann. Die Namen fallen ihm nicht ein. Die Namen der eigenen Kinder, wie ausgelöscht, das schreckt ihn, er überlegt, wie alt sie sind, da wird ihm siedend heiß, er weiß das Alter der eigenen Kinder nicht. Er versucht sein Entsetzen zu verbergen und kriegt es gerade noch hin, Andrea klarzumachen, er müsse jetzt zur Entspannung laufen gehen, er sei doch sehr durcheinander. Die Auszeit werde ihm gut tun, er werde sich beim Joggen sicher wieder entspannen, und die Erinnerung werde mit der Luft zurückkommen. Die Seeluft werde helfen, es ist nichts, es darf nichts sein.

Er läuft die gewohnte Strecke, die kann er blind laufen, er kennt sie wie seine Westentasche. Doch der Gedankenspuk will nicht aufhören. Nach einer halben Stunde wendet er sich um und weiß nicht mehr, wo er ist. Immer schneller atmet er, es wird ihm heiß und kalt, Schwindel, kalter Schweiß, er bekommt kaum Luft, die Angst, den Verstand zu verlieren, schießt ihm in den Kopf, alles dreht sich.

Im Schlafzimmer wacht er auf. Ein Spaziergänger hat ihn am Boden gefunden und die Rettung gerufen. Richard hat eine Panikattacke gehabt. Erst mühsam, langsam, kommt der Verstand zurück, mit Andrea rekonstruiert er die Untersuchung in der Ambulanz, das EKG, das Gespräch mit dem Arzt, der irgendetwas von Stress erzählt. Das will Richard gar nicht so genau hören.

Richard schämt sich. Der Retter würde im Dorf herumerzählen, dass er, der Unternehmer und Arbeitgeber, wie ein Weichei am Boden gelegen ist. Es würde herauskommen, dass es kein Herzinfarkt war, keine anständige Krankheit, nein, eine Nervenschwäche. Das kann es doch bei einem Mann im besten Alter gar nicht geben. Schuldgefühle und das Gefühl, versagt zu haben, beschäftigen ihn.
Andrea wird dieser Unfug bald zu bunt. Sie googelt sich eine Stunde durchs Netz und macht einen Termin im Burnout-Center aus. Sie besteht darauf, dass ihr Geburtstagsgeschenk, das sie haben wollte, der Termin beim Psychiater ist, nicht für sich, sondern für ihren Mann. Sehr widerstrebend und mit dem Gefühl, völlig am Boden zu sein, gar nichts mehr auf die Reihe zu bringen, willigt er ein. Obwohl er der fixen Überzeugung ist, dass er andere Spezialisten braucht, bloß nicht den Seelenklempner, weil es doch nicht sein könne, dass Angst ihn auf den Boden gedrückt hat. Es ist sicher eine schreckliche, wahrscheinlich tödliche, seltene Krankheit, nur, wer von den Spezialisten sollte diese entdecken? Er würde auf jeden Fall auf einem Ganzkörper-Magnetresonanz-Scan bestehen und sich um einen guten Internisten und einen guten Neurologen umsehen, der Wurm musste irgendwo im Körper sitzen, vielleicht war es auch eine Infektion oder eine seltene Blutkrankheit oder doch ein Krebs? Als dann noch seine Frau anfängt, ihm zu sagen, „du scheinst dich aber ordentlich vor allen möglichen Krankheiten zu fürchten", und das auch noch als hypochondrisch bezeichnet, da kommt es fast zu einem Ehekrach. Aber Richard liebt seine Frau, das Gefühl, nicht denken, sich nicht konzentrieren zu können, lässt ihn dann doch dem Vorschlag zustimmen, den Psychologen aufzusuchen. Psychologe, mit der Bezeichnung kann er die Vorstellung aushalten, zum Psychiater zu gehen. So genau scheint da sowieso keiner unterscheiden zu können, und

gewiss wird der Psychologe sagen, er sei für Richard nicht der richtige.
Bei der ersten Besprechung fühlt er sich ernst genommen. Der Mensch ihm gegenüber scheint entgegen seiner Befürchtung alle Tassen im Schrank zu haben. Der Psychologe, Psychiater, kennt die Untersuchungen, die Richard für vernünftig hält. Richard einigt sich mit dem Nervenarzt auf eine Schädel-Magnetresonanz-Untersuchung, eine ausführliche Blutuntersuchung, die auch eine mögliche Virenbelastung des Körpers sowie Mineralstoffe und Vitamine im Blut messen soll, ein 24-Stunden-EKG und auch ein Lungenröntgen; eine Ergometrie, ein Tumormarker-Screening und auch ein Elektro-Enzephalogramm sollen gemacht werden, denn es könnte ja auch ein epileptischer Anfall gewesen sein. Das hat Hand und Fuß, denkt Richard bei sich, und riecht nicht nach „Psycho-Hokuspokus".
Die genauen Fragen nach dem Alltag, nach der Freizeit, der Möglichkeit, mit sich in der Stille zu sein, waren dann schon komisch. Nachdenklich wird Richard bei der Frage: „Wie machen Sie Pausen?" „Was für Pausen?" Ach ja, zwischendurch schnell ein Kaffee, ein bisschen tratschen mit den Mitarbeitern, beim Zähneputzen in der Früh der Ehefrau schnell sagen, was noch heute zu besorgen ist, ein bisschen Internetsurfen, was es denn so Neues auf der Welt gibt. Wie viel Schlaf er sich gönne? Richard ist stolz darauf, dass er sich auf sechseinhalb Stunden beschränken kann. Schon seit Jahren hat er die Zeit in der in der Früh genutzt, um in Ruhe die ersten Erledigungen zu machen, bevor die Familie das Frühstück will. Der Kommentar des Nervenmediziners: „Sie zahlen den Preis, niemand kann folgenlos Schlaf beschränken", will Richard nicht schmecken.
„Wo wollen Sie hin, mit diesem Tempo?" Diese Frage geht ihm nicht aus dem Kopf, typisch Psychos, die haben viel Zeit, solche Fragen zu stellen. Es ist ihm merkwürdig vorgekommen, zwei

Stunden über sich zu reden, nicht unterbrochen von Telefon, Mitarbeiterfragen, Kinderwünschen, ohne was in der Hand zu haben, nichts zu trinken, nicht aufs Klo zu gehen.
Merkwürdig langsam schlendert er aus dem Gespräch. Irgendwie erleichtert. Beim Empfang wird der nächste Termin vereinbart. Richard muss zugeben, er fühlt sich irgendwie angekommen. Könnte der Psycho wirklich für seine Gesundheit zuständig sein? Nein, sicher nicht, die Untersuchungen würden schon die richtigen Erkenntnisse bringen.
Beim zweiten Termin wird über seine fehlende Freizeit gesprochen. Die körperlichen Untersuchungen haben ergeben, dass alles in Ordnung ist. Der Arbeitsberg tagtäglich, ob er da eine Art Ohnmachtsgefühl habe, will der Arzt wissen. Das bejaht Richard. Das Gefühl, wie ein Roboter zu funktionieren, habe er, und die Lust, sich am Abend noch Familienprobleme anzuhören, nein, die verspüre er nicht. Mehr Schlaf wäre schön, aber woher die Zeit dafür nehmen? Richtig kreativ nachdenken, nein, das könne er schon lange nicht mehr. Lust, Lust am Leben? Die Frage bringt ihn irgendwie aus dem Konzept. Was, wenn wirklich der Körper gescheiter war als er, was, wenn Richard gerade mit einem Warnschuss davon gekommen ist? Wenn der Körper, bevor er ihm einen Herzinfarkt verpasst, ihm einmal noch hat sagen wollen: „Richard, es gibt Grenzen. Grenzen gibt es nicht nur für andere, Grenzen gibt es auch für dich, Richard.“ Die Verachtung, die er gespürt hat, wenn Mitarbeiter gesagt haben, sie brauchen eine Pause, geht ihm durch den Kopf. Die Bitte seiner Frau, heute mal früher heimgehen zu können, was sie ohnehin kaum machte, weil sie auch ständig im Betrieb war, beschäftigt ihn. Der kleine Richard hat ihm einmal gesagt: „Papa, warum schläfst du beim Vorlesen ein?“ Das fällt ihm jetzt auch wieder ein. Und die Schwangerschaft der Tochter, die vielleicht deshalb einen Schmusefreund gesucht hat,

weil die Eltern, speziell Richard, nie da waren, immer mit sich und der Firma beschäftigt.
Es ist entlastend für Richard, von dem Psychologen – nein, Psychiater, denn der Mann hat Medizin studiert und danach eine jahrelange Zusatzausbildung zur menschlichen Psyche gemacht –, jedenfalls von dem Psycho zu hören, dass nicht Schuldgefühle hilfreich sind, sondern ein gutes Fehlermanagement. Das klingt vernünftig, Fehler zu analysieren, sie hin und her zu drehen, das macht er im Betrieb auch so. Sollte der Körper ihn überlistet haben, indem er ihn zu Boden geworfen hat? Hat er ihm bedeuten wollen: „Richard, frag dich, was du brauchst, um gut zu leben, und welche Bedürfnisse du hast, die du nicht einfach zum Verschwinden bringen kannst. Was ist, wenn dein Leben acht Stunden Schlaf braucht, was ist, wenn dein Leben eine Pause braucht, in der du wieder vor dich hindenken und spintisieren kannst?" Richard kann sich an frühere Tage erinnern, nach dem Fußballspielen, an denen er mit ein paar Freunden zusammensaß, um Geschäftsideen zu bequatschen, alle auf gleicher Augenhöhe. Das ist anders als im Büro, wenn Mitarbeiter zwischendurch vom Chef etwas wollen, so dass man vom Klo zum Schreibtisch oft eine Stunde braucht und dazwischen sieben bis zwölf Mitarbeitersorgen zu verdauen hat, bis die eigene Verdauung stecken bleibt und man gar keine Zeit mehr hat am Klo, weil der nächste dringende Termin wartet.
Irrsinn, könnte es Irrsinn sein, den man mit sich anstellt, nur um ein paar Minuten zu sparen, die dann in Erschöpfung und beim Surfen im Netz wieder verloren gehen, weil man außer vor sich hinstarren ohnehin nichts mehr kann?

Erste Schritte aus dem Stress

So lässt Richard sich doch das Atemquadrat zeigen, die Technik, gut auszuatmen, und wie man durch schnelles Einatmen ohne richtig auszuatmen schwindlig werden kann.

Atemquadrat

Für das Atemquadrat zeichnet man auf einem Blatt Papier ein Quadrat auf und nummeriert es: horizontal von 1 bis 10 nach rechts, dann vertikal rechts hinunter von 1 bis 10, horizontal von rechts nach links von 1 bis 10 und wieder zurück links hinauf von 1 bis 10. Das Papier benützt man, um sich einen inneren Takt zum Einatmen zu geben.

Man atmet mit geschlossenem Mund ein und zählt dabei horizontal von 1 bis 10, dann hält man den Atem vertikal von 1 bis 10 zählend an, atmet mit offenem Mund aus und zählt dabei auf der unteren Linie horizontal von 1 bis 10 und hält zuletzt den Atem an, von 1 bis 10 auf der linken vertikalen Linie zählend.

Dies führt zur absoluten Konzentration auf den Atem. Es ist eine Technik, den Kopf freizubekommen und sich nur auf die Atmung zu konzentrieren, ohne dass man Meditationsvorkenntnisse braucht. Man atmet und zählt von eins bis zehn, von eins bis zehn, von eins bis zehn und wieder von eins bis zehn den Takt. Wenn man wieder am Anfangspunkt angekommen ist, beginnt man von vorn, immer langsamer.

Damit verlangsamt man panisches Atmen, das die Ursache für Schwindel und Hyperventilation, also zu schnelles Panikatmen, ist. Die Verlangsamung bewirkt ein „kontrolliertes“ kleines Panikerlebnis, wenn man es mehrfach länger macht. Wer diese Atemtechnik beherrscht, kann eine beginnende Panik erkennen und kontrollieren.

Augenrollen

Auch das Augenrollen lässt sich Richard erklären, einfach die Augen hinter den geschlossenen Lidern hin und her rollen, wie Scheibenwischer. Damit kann man die Gedanken, die nicht aus dem Kopf wollen, die Bilder, die einen quälen, löschen.

Auch wenn Richard zunächst diesen „Psychos" und ihren Tricks gegenüber skeptisch war: einfach die Augäpfel nach rechts und links rollen, wie Scheibenwischer im schweren Regen, sie können wirklich die Gedanken aus dem Kopf wischen. Der einfache Trick tut gut.

Das baut er in seinen Alltag ein, erst den Gedanken zu Ende denken, und wenn ein Gedanke quälend wird, Scheibenwischer, und weg ist er. Er fühlt sich wieder als der Herr im eigenen Haus. Das Unkraut im Kopf kann bekämpft werden, warum hat ihm das bisher keiner gesagt? Beim nächsten Mal, nimmt er sich vor, will er mehr von diesem Psycho. Er will die Trickkiste haben. Erstaunlicherweise bekommt er dann noch mehr hilfreiche Antworten.

Und siehe da: Die Ängste werden weniger, Ängste, die ihm erst in der ruhigen Atmosphäre beim Reden auffallen: Existenzängste, Ängste, nicht zu genügen, Ängste, etwas falsch zu machen, Ängste vor Unfällen, vor Krankheiten. Im Burnout-Center sieht er andere Patienten, sie scheinen ihm ganz normal, es sind keine Zombies, die Therapeuten wirken auch alle ganz normal, keine Woody-Allen-Karikaturen, fast sympathisch.

Richard wagt sich an seine Grenzen heran, er akzeptiert, dass der Körper gewusst hat, wann Schluss ist, immerhin ist Richard auch sein Körper, sie gehören doch zusammen, der Kopf und der Rest. Eine Sehnsucht wird wach, die Sehnsucht, sich besser zu spüren, die Muskeln anzuspannen, wieder loszulassen, den leisen ziehenden Schmerz im Nacken, unter dem Schulterblatt, zwischen den Augen zu spüren und loszuwerden.

Die Entspannungsmethode nach Jacobson

Jakobson'sche Entspannungsmethode nennen das die Leute hier. Mit den Händen, den Fäusten beginnend, die Unterarme, die Oberarme, die Schultern anspannen, bis es nicht mehr geht, dann wieder loslassen, das tut gut. Das Gesicht verziehen, erst den Mund, die Lippen aufeinanderpressen, dann die Augen zusammenziehen, die Stirn runzeln, alles verziehen und wieder loslassen, das bringt ein Wohlgefühl. Im Sitzen die Augen schließen, die Beine in den Boden rammen, die Unterschenkel, die Oberschenkel, den Popo, den Bauch anziehen, bis man herrlich alles wieder loslässt, das bringt ein besseres Gefühl als ein schneller Kaffee. Zunehmend kann Richard es auch langsamer angehen, er kann sich sogar eine Wiederholung gestatten. Er widmet sich in Ruhe den Fäusten, den Unterarmen, den Oberarmen, jeder Körperteil darf drangenommen werden. Er spürt sich kräftig, auch beim Loslassen. Das dauert genauso lange und nachher hat man Luft in den Lungen und will sich strecken und die Arme in die Luft heben und aufstehen und hat das Gefühl, heute ist ein guter Tag.

Die Selbsthypnose

Richard wird zunehmend neugierig, er kann dem Prinzip etwas abgewinnen: „Achte dich selbst, du kannst etwas von dir lernen, der Körper ist kein Erfüllungsgehilfe, sondern er hat Zugang zu deinem Gehirn und lässt sich nicht von dir täuschen, denn er kennt alle deine Ausreden."
Wie wäre es, wenn man sich in einen Körperzustand begibt, der dem Geist/Körper eine erwartungsvolle Aufmerksamkeit in erhöhter Kooperation zuwendet?
Wie beginnt man so eine Reise nach innen, eine Trance, eine

Selbsthypnose, eine Verbindung von Bewusstsein und Unbewusstem?

Man beginnt ganz natürlich, zum Beispiel, indem man geistesverloren fünf Bleistifte hintereinander spitzt, oder immer dasselbe Lied singend, oder um den See laufend, oder im Rhythmus der Technodisco, den Körper schwingend, den Wirbel der Staubkörner in der Sonne betrachtend oder das Kräuseln des Wassers beobachtend.

Richard lernt die Selbsthypnose, mit Hilfe seines Therapeuten, weil sie ihn in einen angenehmen Zustand versetzt.

Die Selbsthypnose ist ein Zustand, um den man keine Geheimniskrämerei zu machen braucht. Romane, Hitchcock-Filme, Bühnenshows und Wundheiler sind schlechte Lehrer. Die Trance braucht keine geheimnisvolle Aura, um zu wirken, sie ist ein natürlicher Geisteszustand, der gezielt herbeigeführt werden kann und herrlichen Nutzen bringt. Sie ist ein Potenzial und eine Kraftquelle.

Wenn man sich eine Bewegung vorstellt, ein Gefühl vorstellt, ein Tun vorstellt, so löst das die gleichen Prozesse aus wie die reale Bewegung, das reale Gefühl, das reale Tun. Wenn ich mir vorstelle „ich bin traurig“, dann ist im Hirn das Areal aktiv, das für Trauer zuständig ist. Wenn ich mir vorstelle, jetzt springe ich über den Zaun, dann sind alle Areale im Gehirn aktiv, die für die Muskulatur, die Koordination der Bewegung, die Vorbereitung der Bewegung eingesetzt werden. Wenn ich mir vorstelle, ich klopfe bei meinem Chef an und bitte um eine Gehaltserhöhung, löst das im Hirn dieselbe Aktivität aus wie das eigentliche Tun.

Deshalb kann man auch mit Vorstellungen Computer steuern, die auf diese Hirnwellen programmiert sind. Verlorengegangene Fähigkeiten können in der Rehabilitation durch die Vorstellung der entsprechenden Tätigkeiten wieder erlernt werden, nach einem Schlaganfall zum Beispiel.

Es ist eine Proberunde im Gehirn, bis hin zur Generalprobe. Dieser Vorstellungsprozess kann das Verhalten beeinflussen, mit Hilfe der Imagination kann eine Veränderung der Persönlichkeit in Gang gesetzt werden.
Die Fähigkeit der lebhaften Vorstellung ist bei Menschen unterschiedlich stark ausgeprägt. Zwei Drittel der Menschen können von vornherein gut „imaginieren“. Ein Drittel hat keinen leichten Zugang zu inneren Bildern und dem inneren Kino, besonders die Zahlenfuchser, die Techniker, die Rationalen wollen mit diesem „Mist“ eher nichts zu tun haben, weil sie sich nichts Positives davon erwarten. Richard ist Techniker. Allerdings, durch die Hintertür ist immer wieder die Neugier hereingekommen, er war auch schon mal bei einem Wunderheiler, damals, in der Zeit der Existenzbedrohung, das hat er niemandem erzählt.
Kinder sind Experten für Selbsthypnose. Sie können sie allerdings nicht bewusst einsetzen. Sie spielen mit ein paar Fetzen Stoff, ein bisschen Papier oder einfach mit gar nichts, sie spielen Räuber und Gendarm, Hexe und Zauberer, sie spielen Abenteuerreise durch den finsteren Keller und sind dann kaum „weckbar“. Je stärker die Bindung zur Bezugsperson, desto intensiver kann die Trance bei der Gute-Nacht-Geschichte oder beim gemeinsamen Waldspaziergang werden, wo man vom Christkind bis zum Osterhasen alles sieht und hört und auch noch Zwergen und Heiligen begegnet oder auch der Mutter Gottes.
Diese kindliche Fähigkeit zur Imagination verliert sich im Erwachsenenalter, doch die Sehnsucht danach bleibt, denn diese Reisen im Kopf, das Spielen mit den Geistern, bleiben als wunderbare Erlebnisse in der Erinnerung, wie ein Zugang zum Paradies. Dieses Paradies suchen auch die Vernünftigsten ein Leben lang.
Doch Vorsicht: Kinder können auf „Autopilot“ verloren gehen, den Kontakt zum „Tower“ verlieren und sich möglicherweise

verirren, genauso wie Patienten, die sich auf Trancereisen begeben, weil sie mit der Wirklichkeit nichts zu tun haben wollen und dann die Trance nicht mehr verlassen können, auch wenn es die Lebensumstände erfordern würden. Gut eingesetzt, gestattet die Trance Erlebnisse wie bei Harry Potter, schlecht eingesetzt kann sie zu einer Realitätsausblendung und zu einem Abdriften in Wunschvorstellungen und Größenfantasien führen.

Selbsthypnose kann für Menschen gefährlich sein, die vor der Realität fliehen wollen. Sie setzen sich dann ins innere Kino und holen sich Zwerge, Riesen und Cyberspace zur Unterhaltung, richtige Beziehungen zu Menschen vermeiden sie auf diese Weise.

Eine weitere Gefahr besteht darin, dass wie bei jeder entspannten Tätigkeit belastendes Material auftauchen kann, schmerzliche Gefühle, Bilder, die sonst nicht im Bewusstsein sind, können Angst machen. Am häufigsten kommt es vor, dass wir bei der Selbsthypnose einschlafen, aber das bedeutet nur, dass wir müde sind.

Tagträumen und Selbsthypnose sind ähnlich. Sie aktivieren die gleichen Wellen im Gehirn, die Alphawellen. Die elektromagnetischen Hirnwellen, die die Tätigkeit des Hirns grob beschreiben, werden in Wach-, Schlaf-, Entspannungs- und andere Aufmerksamkeitsrhythmen unterteilt.

Selbsthypnose kann nicht dazu führen, dass man etwas tut, was gar nicht den eigenen Interessen entspricht. Wenn man etwas gegen seine Interessen tut oder tun soll, werden die Trancewellen im Gehirn sofort zerstört, es entstehen ganz andere Wellen, der Hypnotisierte wacht sofort auf. Es ist nicht möglich, durch Hypnose die „Willenskraft" zu zerstören, auch wenn es in Romanen bisweilen anders beschrieben, in Filmen anders erzählt wird. Der Hypnotisierte bzw. der sich selbst Hypnotisierende

weiß zu jedem Zeitpunkt, was richtig und was falsch ist und erinnert sich auch sehr deutlich an den Zustand. Selbsthypnose ist in keiner Weise dem Schlaf ähnlich, sie ähnelt im Gegenteil sehr der hellen Wach- und Aufnahmebereitschaft. Ein hypnotischer Zustand ist ein „Powerwach-" und Aktivitätszustand, Nerventätigkeit explodiert in den Zentren, die die Vorstellungen und Sinneseindrücke produzieren.
Wozu können Hypnose und Selbsthypnose dienen? Sie können helfen, ein definiertes Ziel zu erreichen, ein Ziel, das erstrebenswert ist, das einen motiviert.
Ein einfaches Beispiel: Ich will mich entspannen, weil ich mich gut fühlen will.
Was nicht funktioniert: Ich will keinen hohen Blutdruck mehr haben. Oder: Ich will gleichgültig sein.
Je genauer ich weiß, wofür ich mich entspannen will, desto eher gelange ich mit dieser Methode dorthin. Zum Beispiel: Ich will mich entspannen, weil ich nachher mit meinem Enkel Radfahren gehen möchte. Oder: Ich will mich entspannen, weil ich danach ein guter Zuhörer meiner Frau sein will.
Außerdem brauchen wir sichere Voraussetzungen für diese Entspannung. Die einen brauchen bestimmte optische Reize, die anderen Klänge, eine Windbrise, Wasser in der Badewanne oder im Swimmingpool, einen vertrauten Ort, einen angenehmen Duft. Aber alle brauchen den Sinn der Entspannung.
Die Fähigkeit, einen Sinn in gegenwärtigen oder vergangenen Erlebnissen zu finden, ist die Grundvoraussetzung für eine erfolgreiche Trance. Trance ist ein Transportmittel. Das Ziel muss klar, einfach und erreichbar sein. Ich muss Vertrauen haben, dass ich dieses Ziel mit Hilfe des Therapeuten, des Helfers erreichen kann und will. Die Ausrede, ich bin so arm, ich kann das nicht, der Therapeut muss für mich einspringen, wird den Transport nicht möglich machen.

Die Technik der Selbsthypnose

Mit dem Üben sollte man in optimalen Rahmenbedingungen beginnen, in Ruhe und störungsfrei. Zunächst muss man die Technik mit einem Therapeuten erlernen. Später, als Geübter, kann man die Trance überall erzeugen: in Warteschlangen, in Meetings, in Streitereien. Man beginnt damit, täglich zwei- bis dreimal 15 Minuten zu üben, später kann die Trance auf 5 Minuten reduziert werden. Anfangs sollte man bequem sitzen, später ist das nicht mehr notwendig.

Wie fängt man an? Man schaut auf einen Punkt, z.B. einen Bleistift, einen Farbpunkt, ein Licht, und beginnt mit dem inneren Dialog: „Während ich meine Augen auf den Punkt richte, bemerke ich, dass meine Augen müde werden. Mit jedem Blinzeln verringern sich meine Sorgen. Es verringern sich die Bedenken, die Ängste ... mein Körper ist entspannt und gelöst, meine Augen und mein Geist können sich genauso wohl fühlen ... entspannt und gelöst ...“

„... Während ich meine Augen weiterhin auf den Punkt gerichtet halte, merke ich, dass ich selbst entscheiden kann, wann ich meine Augen schließen will, ich atme ruhig ein und aus ...“

Die optimale Atmung in der Entspannung ist die 4:6 Atemtechnik. Von 1 bis 4 atmet man ein, von 5 bis 10 atmet man aus. Eine rhythmische Atmung mit einer Frequenz von 6 Atemzügen pro Minute hat beruhigende körperliche und psychologische Auswirkungen, unter anderem bewirkt sie eine Reduktion von Blutdruck und Herzfrequenz. Diese Atemfrequenz wird zum Beispiel durch das Singen bestimmter Lieder oder durch die Rezitation in vorgegebenen Rhythmen erreicht. Die Rezitation des Rosenkranzes oder das wiederholende Aufsagen der meisten Mantren, also Sinnsprüchen, führen zu einer ähnlichen Verstärkung dieser langsamen Rhythmen, während normales Sprechen und normale Atmung dies nicht tun.

Durch eine bestimmte Atemfrequenz können wir unsere Herzfrequenz beeinflussen. Eine bestimmte Stimmfrequenz kann sich auf Herz- und Atemfunktion auswirken. Herz und Lunge müssen zusammenarbeiten und aufeinander achten. Die beruhigende Wirkung, die eine freundliche Stimme, eine freundliche Musik hat, ist mehr als die Summe der Teile. Das Gehirn erkennt sofort das nervenberuhigende, entspannende Element. Die Musikmedizin arbeitet mit diesem Wissen (siehe Seite 100 ff.).

Bevor Sie mit der Trance beginnen, müssen Sie wissen, wie sich das anfühlt, entspannt zu sein.

Als Richard mit der Selbsthypnose begonnen hat, dachte er: Da muss ich schon mit 15 km/h bei minus 5 Grad Rad fahren und dann gegen den Wind laufen, damit ich mich entspannen kann. Ein Mönch ist nach drei „Vater unser" entspannt, das Baby nach dem Wiegelied, Herr Walter braucht die Gruppe Böhse Onkelz, um richtig in Trance zu fallen, Gaby hat leider Knabberzeug als Entspannungsmittel entdeckt: Stück für Stück nehme ich und kann abschalten. Lisa hat es besser, sie streichelt ihre Katze und ist entspannt.

Alle sind entspannt, sie verwenden verschiedene Sinne, um diese Entspannung zu erzeugen. Das gemeinsame Merkmal: Der Rhythmus muss stimmen, egal ob über die Augen, die Ohren, die Berührung, die Bewegung oder den Rhythmus, das uralte Instrument, um Trance zu erzeugen. Jede Religion, jede Kultur, die Rituale verwendet, basiert auf Rhythmus. Click, plop, click, plop, click, plop, wie das Herz schlägt, hell und scharf, dumpf und wumm.

Rhythmische Reize für die Augen sind: Kerzenflammen, eine weite Aussicht, Luftballons. Für die Ohren: Trommeln, Meeresrauschen, Wind und Taktgeber. Für die Bewegung und Position im Raum: Schaukeln, die Wiederholung eines ruhigen, einfachen Satzes, zum Beispiel: „Mein rechter Arm wird schwer. Mein Herz schlägt ruhig und regelmäßig." Mindestens 20-mal

muss ein einfacher Satz wiederholt werden, um als Rhythmus wahrgenommen zu werden.
Hilfreich bei der Selbsthypnose ist es auch, einen Teil des Körpers ca. 12 Sekunden lang anzuspannen, dann loszulassen, wie in der Jakobson-Entspannung beschrieben.
Um die Sinne zu unterstützen, muss die bildliche Vorstellung dazukommen, um weiter in die Tiefe der Entspannung zu kommen: Eine gute Vorstellung ist es, langsam eine Treppe nach unten zu schreiten und dabei rückwärts zu zählen: „... Ich fühle, wie jede Stufe mich weiter ... noch weiter nach unten bringt. Ich kann die Schwere meines Körpers und meiner Augen fühlen ... ich beginne jetzt bei zehn ... ich fühle mich immer entspannter ... der erste Schritt die Treppe hinunter ... neun ... der zweite Schritt die Treppe hinunter ... ich kann mich bewegen, wie ich das tue, wenn ich an einem ruhigen, klaren Tag spazieren gehe ... fünf ... und während ich tiefer hinabsteige, spüre ich die Entspannung ... zwei ... fast angekommen ... eins ... ich kann mich noch tiefer entspannen ... ich nehme einen tiefen Atemzug und fühle mich so ruhig und entspannt wie nie zuvor ... null ... null ... null ... wenn ich angekommen bin, dann kann ich mich dem widmen, was ich mir vorgenommen habe."
Je weniger lange Sie brauchen, um einzusteigen, je geübter Sie sind, desto tiefer und frischer ist die Erfahrung.
Sie können ein kurzes Ritual entwickeln, es sollte keine zeitraubende Einleitung sein, z.B. eine Hand auf den Bauch legen und drei tiefe Atemzüge machen und den Körper in eine schöne, gesunde Farbe tauchen. In Worte gefasst: Stellen Sie sich Ihr Wesen als eine Farbe vor ... orange ... wie ein morgendlicher Sonnenaufgang ... blau ... wie ein Himmel, der den Horizont berührt.
Es ist sinnvoll, ein bestimmtes Bild oder eine Erinnerung zu finden, durch die man den angenehm entspannten Zustand intensiv und schnell herstellen kann.

Die Wirkung der Selbsthypnose

Was will jemand wie Richard erreichen, der sich in der Arbeit und Pflichterfüllung verloren hat und erst die körperlichen Grenzen und die Achtsamkeit gegenüber seinem Körper wieder entdecken muss, ohne sich als Langeweiler, Weichei, Schwächling und Zeitverschwender zu erleben? Er muss Ruhe, Stille, Erholung genießen lernen, sich Zeit für Heilung, einen Neubeginn und für die Berechtigung zum Innehalten geben.

Nicht Formeln und Bestärkungen sind da hilfreich, sondern ein Raum muss sich öffnen, der ihm, wie damals mit den Freunden nach dem Fußball, Zeit und Ideen spendet für das Leben, das in dieser geschützten Atmosphäre fließt. Damals hat man sich noch zum Backgammon oder zum Kartenspielen getroffen, damals, als man noch Zeit hatte. Zeit haben, auf Zeit nicht achten zu müssen, diese Sehnsucht wird in der Trance erfüllt, die Zeit bleibt stehen, das Erleben intensiviert sich, wie zu Weihnachten in der Kindheit.

Botschaften an sich selbst wie „... Ich vertraue meiner Kraft ... ich verfolge mein Ziel ...“ sind hier angebracht.

Wichtig sind auch die Aufträge für die Zeit nach der Trance, also Suggestionen und posthypnotische Aufträge. Sie sollen detailliert, logisch, erfüllbar und für die Person bedeutsam sein. Alle Sinne sollten mit solchen Aufträgen angesprochen werden und ein starkes Bild sein, das mit der individuellen Lebenserfahrung des Übenden stark in Verbindung steht. Die Seele denkt nicht ohne Bild, die Bilder müssen sich an den eigenen Bedürfnissen entwickeln.

Richard stellt sich vor, an einem heißen Sommertag in einer Hängematte zu liegen und eine kühle Limonade zu trinken. Er mag Zitrone. Beim Üben hat er eine Zeit lang eine Zitronenschale dabei, damit er sich besser in den Trancezustand fallen lassen kann. Es ist gar nicht leicht, sich so etwas wie eine Hängematte vorzustellen, mit dem Gefühl zu schaukeln. Doch nach und nach gelingt der Einstieg in die warme Liegeposition ganz sanft. Die vorgestellten Bilder sollten körperliche Reaktionen hervorrufen, gedankliche Assoziationen und schließlich ein starkes Gefühl.

Um gut zu wirken, soll die Übung in einem sicheren inneren Ort stattfinden. Diesen Ort muss der Übende suchen. Dieser Ort kann auf der Erde sein, er muss es aber durchaus nicht. Lassen Sie Gedanken oder Vorstellungen oder Bilder aufsteigen von einem Ort, an dem Sie sich ganz wohl und geborgen fühlen. Sie können natürlich Lebewesen, die Sie gerne an diesem Ort haben wollen, einladen, aber wenn möglich keine Menschen. Prüfen Sie, ob Sie sich dort mit allen Ihren Sinnen wohl fühlen. Prüfen Sie zuerst, ob das, was Sie wahrnehmen, angenehm ist für die Augen. Wenn es noch etwas geben sollte, was Ihnen nicht gefällt, dann verändern Sie es ... Nun prüfen Sie, ob das, was Sie hören, für Ihre Ohren angenehm ist ... Ebenso prüfen Sie die Temperatur ... Gerüche ... auch diese können Sie verändern ... Wenn Sie dann spüren, dass Sie sich ganz wohl fühlen an Ihrem inneren Ort, dann können Sie mit sich eine Körpergeste vereinbaren. Diese kleine Geste können Sie in Zukunft jeweils am Beginn der Übung ausführen, und Sie wird Ihnen helfen, diesen Ort ganz rasch wieder in Ihrer Vorstellung zu haben. Auch Außengeräusche können in die Trance eingebaut werden. Das Dröhnen des Flugzeuges können Sie z.B. dazu verwenden, Ihre Anspannung in ein Paket zu packen und dieses Paket in das Flugzeug zu schicken, das dann dröhnend mit dem Spannungs-Paket davonfliegt und Sie von der Last befreit.

Wenn ablenkende Gedanken auftauchen, so werden diese gezählt, jeder ablenkende Gedanke wird langsam gezählt, damit bekommen sie eine rhythmische Folge und werden in die Selbsthypnose integriert. Ablenkungen kann man nicht ignorieren, man muss sich sofort damit befassen, möglichst gleich, wenn sie auftauchen. Sie zu ignorieren, kostet Kraft.

Richard hat sich für seine Selbsthypnose den römischen Sonnenwagen geliehen, er führt ihn als Kutscher langsam über den Regenbogen, bis der Wagen immer langsamer wird und gleitet wie ein Floß. Dieses Gefühl der Stärke und der Ruhe führt ihn in seine Kindertage, wo er manchmal mit dem Roller Waldwege entlanggefahren ist und hin und wieder Himbeeren gefunden hat, die besonders gut geschmeckt haben. Einen Vorrat Himbeeren hat er im Sonnenwagen dabei und die Pferde klacken mit ihren Hufen und verbreiten eine Stimmung der Unbeirrbarkeit und der Klarheit. Der Weg führt weiter, immer weiter, Richard wird immer ruhiger, in stiller Gelassenheit des morgendlichen Sonnenaufgangs und des abendlichen Sonnenuntergangs. Das Klacken der Hufe beruhigt, die friedliche Fahrt von Osten nach Westen macht ihm seine Wehmut nach Reisen und Abenteuern klar, und: Wer den Sonnenwagen steuert, kann kein Weichei sein, und mehr noch: Wer den Sonnenwagen steuert, der schöpft die Kraft aus sich.

Die Hypnose sollte auch eine Depotwirkung erzielen, d.h. nachhaltig, auch über die Übungsdauer hinaus, einen Effekt haben. Richard nimmt sich vor: „Immer, wenn ich in Zukunft meine Selbsthypnose machen werde, verknüpfe ich sie mit dem Ausruhen, dem Befreien von Sorgen. Ich habe in der Hypnose einen Auftrag an mich, die dem Körper gut tut. Der Körper weiß auch nach der Trance davon, er fühlt sich auch nachher wohl, während ich als Person in den Alltag zurückkehre.

Richard hat verstanden, dass Selbsthypnose ein vollkommen sicherer, gesunder und natürlicher Bewusstseinszustand ist. Auch in Trance hat er jederzeit Kontrolle über sich. Es gilt der Grundsatz: „Ich lasse die Kontrolle los, um an innerer Kontrolle zu gewinnen.“ Die Aufmerksamkeit kann jederzeit auf die Außenwelt gerichtet werden, wenn es notwendig ist. Wenn schnelles Handeln erforderlich ist, kann er die Trance sofort beenden und vernünftig reagieren. Richard lernt, dass fünf Minuten für sich Kraft für 50 Minuten erzeugen kann, und dass das mehr mit Vernunft als mit Esoterik oder mit Quacksalberei zu tun hat. Vernünftig entspannen, das geht.

Die Beendigung der Hypnose-Übung

Um die Übung zu beenden, gehen Sie dazu über, wieder Ihre Körpergrenzen wahrzunehmen und den Kontakt des Körpers mit dem Boden achtsam zu registrieren.
Aus der Trance kehren Sie durch alle Sinneskanäle zurück. Wieder zählen Sie, wie am Anfang der Übung, aber jetzt in umgekehrter Richtung, von null auf zehn. Beim Öffnen der Augen sagen Sie sich: „Ich fühle mich frisch, munter und besser als zuvor." Für diese Rückkehr in den Alltag sollten Sie genügend Zeit haben und diese entsprechend einplanen.
Wenn eine Suggestion Veränderungen im Zeitgefühl hervorruft, wenn eine Zeitverzerrung stattfindet und Sie die fünf Minuten als eine lange Reise empfinden, dann ist die Suggestion wirksam.

Den Stress vermeiden

Richard unterhält sich immer besser und entspannter mit dem Burnout-Spezialisten. Er erfährt in den Gesprächen vieles, was er brauchen kann. Es geht ihm besser. Er hat sich bei seinem Retter bedankt und festgestellt, dass er nichts herumerzählt hat, sondern selbst einmal in der Lage gewesen ist, Hilfe zu brauchen. Hilfe zu brauchen ist in Ordnung. Hilfe zu verweigern, ohne Hilfe bleiben zu wollen, das war das Problem. Sein Gedächtnis ist auch wieder ganz in Ordnung, Richard getraut sich in der Nacht auch wieder zu schlafen, er ist dem Stress entkommen: Er hat eine Stunde eingespart, indem er einmal pro Woche „open end" arbeitet: An diesem Tag erledigt er die Arbeit, ohne nach Hause zu hetzen. Dafür kommt er an anderen Tagen verlässlich um die vereinbarte Zeit. Es muss auch nicht mehr jeden Samstag etwas unternommen werden, die Kinder laden Freunde ein und alle essen zusammen, schauen einen Film oder spielen etwas gemeinsam. Die Zeit, die er dadurch jeden zweiten Samstag gewinnt, nützt Richard zu einem gemeinsamen Spaziergang mit seiner Frau und zum Lesen, das ist ein ganz neues Gefühl, sich selbst wieder zu begegnen. Der zeitliche Aufwand für die Therapie lag bei weniger als 20 Stunden. Die Übungen zu machen war anfangs aufwändig, jetzt reichen zehn Minuten täglich.

Richard ist kreativer geworden, er rennt nicht ewig nur um den See, sondern geht einmal pro Woche mit seinem Sohn schwimmen. Der Sohn schwimmt mit der Kindergruppe, er selbst zieht seine Bahnen rauf und runter. Beide sind glücklich. Jeden zweiten Freitag geht er mit ein paar älteren Semestern Fußball spielen, er fühlt sich wie in einem neuen Leben. Einmal im Monat kommt ein Personal-Trainer, der ihm einen Trainingsplan erstellt hat und ihn immer neue Muskeln entdecken lässt: Die Schulter schmerzt weniger, das Knie hat sich erholt, seit er beim Treppensteigen keine Schonhaltung mehr einnimmt, und der immer wiederkehrende Schmerz in der Wirbelsäule hat sich dadurch auch verflüchtigt. Wozu doch so eine Panikattacke gut sein kann!

Auch Richards Frau Andrea stellt ihr Leben um

Sogar Andrea ist neugierig geworden, sie will wissen, wie es um ihren Gesundheitszustand steht und lässt sich auch im Burnout-Center ausfragen. Ja, es ist immer viel zu tun, sie hat immer ein schlechtes Gewissen den Kindern gegenüber, immer muss sie sich hetzen. Nein, für Freunde hat sie keine Zeit, manchmal hat sie Kopfschmerzen, die Augen fühlen sich müde an und in der Nacht wacht sie bisweilen auf, weil der Kopf so voll ist und sie ständig daran denken muss, was alles zu tun ist und was sie keinesfalls vergessen darf. Immer wieder wird ihr heiß, sie hat ein gehetztes Gefühl und oft kommt Ungeduld auf, auch wenn sie das nicht möchte.

Ein kleines Messgerät, das den Herzschlag und die Herzfrequenz-Variabilität misst, gibt Auskunft über ihren Spannungszustand. Es zeigt im Areal, das dem Anspannungsteil, dem Sympathikus-Teil, zuzuordnen ist, viel mehr Aktivität. Der Entspannungsteil, Parasympathikus genannt, ist kaum ausgebildet. Einzig nach der Massage zeigt das kleine Gerät eine normale Verteilung, die aber eine halbe Stunde später schon wieder verschwunden ist. Die Chinesen würden sagen, das Yin-Yang stimmt nicht, die Amerikaner sprechen von Work-Life-Balance-Problemen und die Europäer halten das für Fleiß: Wer rastet, der rostet. Schaffe, schaffe, Häusle bauen. Ein Selbstständiger arbeitet selbst und ständig. Ohne Fleiß kein Preis. Noch mehr solche Sprüche gefällig?

Was kann helfen, damit Andrea nicht mehr 60 Stunden arbeiten muss, sondern ihr auch freie Zeit bleibt? Sie beschließt, nicht mehr mit dem Auto Taxidienste für die Familie zu leisten. Das kann ihre Tochter Birgit mit professionellen Taxifahrern übernehmen, wenn der kleine Richard irgendwohin gebracht werden muss. Sie beschließt, die Mitarbeiter in der Firma nicht mehr mit Kuchen verwöhnen zu müssen, sondern eine Kasse im Büro einzuführen, die jeder reihum leeren kann, um etwas für die wöchentliche Produktionsbesprechung einzukaufen. So oft sie kann, fährt sie mit dem Fahrrad und trifft einmal im

Monat am Sonntagabend eine Freundin, die sie schon ewig nicht gesehen hat, weil die in der gleichen Situation ist. Sie gönnt sich einmal im Monat von Freitag bis Sonntag einen Aufenthalt im nahegelegenen Wellness-Hotel. Das Einkaufen hat sie an Hilfen delegiert, und kleine Dienste wie Rechnungen korrigieren oder die Bestellliste in der Firma durchsehen, das macht jetzt ihre Tochter. Sie hat gar nicht gewusst, wie gut ihre Tochter mit Zahlen umgehen kann, in den Ferien wird sie in der Firma arbeiten. Es ist davon die Rede, dass Birgit die Schule wieder fortsetzen wird, und sogar bei der Betreuung des kleinen Richard hilft sie mit. Andrea hat gar nicht gewusst, dass man das verlangen darf, nein, gar nicht verlangen, einfach nur Hilfe annehmen, statt zu sagen: „Mach ich schon, mach ich schon, mach ich schon." Das kleine Herzfrequenz-Messgerät hat das auch schon bemerkt. Der Stress lässt nach.

Für die Gesundheitsvorsorge ist jeder selbst verantwortlich

97% des Krankenkassenaufwands wird in die Akutmedizin investiert, nur 3% in die Vorbeugung. Chronische Krankheiten kann man aber nur durch Vorbeugung verhindern, allerdings in Eigenverantwortung. Aus der Geldverteilung wird deutlich, dass Sie von der Medizin hier nichts erwarten dürfen. Ein Arzt hat im Schnitt 7,8 Minuten Zeit pro Patient, das ist zu wenig, um zu erklären, warum etwas passiert und wann eine Vor- und/oder Nachbehandlung notwendig wäre. Das bedeutet: Niemand wird Sie daran hindern, sich zugrunde zu richten, denn es ist im Gesundheitssystem nicht vorgesehen, rechtzeitig zu handeln. Es ist ganz normal, dass man wartet, bis es zu spät ist. Sie können von Glück reden, wenn Sie sensibel genug sind, Ihre Grenzen zu spüren und sich zu fragen: Was kann ich für mich tun? Erwarten Sie sich von Ärzten da keine Hilfe. Es gibt gute Medizin für Menschen, die rechtzeitig und auf eigene Kosten vorsorgen,

und die bereit sind, den eigenen Lebensstil zu durchleuchten und zu hinterfragen.
Eine Burnout-Einrichtung ist in der Gesundheitsvorsorge oder im Gesundheitsmanagement nicht vorgesehen. Dabei steigen die Fälle von Burnout und Stresserkrankungen dramatisch. Die durchschnittliche Krankenstandszeit sinkt, die Krankenstandstage aufgrund psychischer Probleme steigen aber enorm.

Achtsamkeitstraining gegen Stress

Stress macht vergesslich

Rita S. (55) ist eine vielbeschäftigte Frau. Sie ist verheiratet, hat ein pubertierendes Kind und einen Ehemann, der seit langer Zeit an einer chronischen Krankheit leidet, die ihn mehr oder minder arbeitsunfähig macht. Um die Familie zu ernähren, betreibt Rita einen kleinen Textilladen in dem Haus, in dem sie auch wohnt. Das Geschäft geht mäßig, sie kann sich keine Angestellte leisten. Ihr tägliches Arbeitspensum ist riesig. Sie steht um 6.30 h auf, weckt ihren Sohn, macht Frühstück für Mann und Kind, trinkt Kaffee, während sie noch schnell einige Hausarbeiten verrichtet, und steht ab 8.00 h im Geschäft. Dort ist sie „Mädchen für alles". Sie kümmert sich um den Einkauf der Waren, gestaltet die Auslage, putzt, macht die Buchhaltung und bedient die Kunden.
Wenn sie Lebensmittel einkaufen geht, schließt sie den Laden für kurze Zeit und hetzt in den nahegelegenen Supermarkt. Es ist ihr nie wohl dabei, wenn sie das Geschäft verlässt, denn sie könnte ja Kunden versäumen. Der Supermarkt-Einkauf läuft sehr geplant und strukturiert ab. Sie ordnet schon bei der Kassa die Waren nach „Muss gleich in den Kühlschrank" oder „Kann warten". Die Tasche mit den zu kühlenden Lebensmitteln stopft

sie sofort in den Kühlschrank, ohne sie auszupacken, das macht sie dann erst am Abend.
Wieder ist die Woche sehr anstrengend. Wieder hat sie eine Einkaufstour im Galopp absolviert. Bei der Rückkehr in ihr Geschäft vermisst sie ihre Handtasche. Sie rennt zurück in die Wohnung, findet die Tasche aber nicht. In banger Hoffnung eilt sie wieder in den Supermarkt, um zu erfahren, dass keine Tasche gefunden wurde.
Für Rita ist klar: Ihre Tasche wurde im Supermarkt gestohlen. Geld, Führerschein, Ausweise, Kreditkarten, alles weg. Niedergeschlagen meldet sie den Diebstahl auf der nächsten Polizeistation und lässt auch ihre Kreditkarten sperren. Während der endlosen Formalitäten sieht sie vor ihrem inneren Auge, wie Kunden kopfschüttelnd das „Komme gleich"-Schild betrachten und verärgert weitergehen. Die verbleibenden Stunden im Geschäft bringen kaum noch Umsatz, das gibt ihr Zeit, mit ihrer Unachtsamkeit zu hadern. Nach diesem erschöpfenden Tag steht ihr die abendliche Routine bevor. Mit dem Kind lernen, kochen, Wäsche waschen, nach dem Abendessen Geschirr wegräumen, die Wäsche aufhängen, das Notwendigste bügeln und überprüfen, ob der Sohn wirklich gelernt hat. Meist ist sie vor 22.00 h nicht fertig.
Sie öffnet den Kühlschrank und – gut gekühlt ruht die Handtasche neben der Einkaufstasche „Muss gleich in den Kühlschrank" …

Das Achtsamkeitstraining

Es ist nicht die jeweilige Situation, die Stress verursacht, sondern die Art und Weise, wie wir darauf reagieren. Im Alltag reagiert jeder verschieden: Der eine verliert völlig die Fassung, wenn die Straßenbahn sich verspätet, ein anderer nutzt die Zeit, um die Zeitung zu lesen. Dieser bedeutsame Unterschied zeigt:

Wir haben die Wahl. Wir können zwischen verschiedenen Reaktionen wählen. Das zu wissen, hilft, denn ein Gefühl der Ohnmacht macht uns klein und vermittelt uns das Gefühl, ausgeliefert und hilflos zu sein.
Es geht um die Haltung, um die Achtsamkeit. Achtsamkeitstraining trägt nicht zur Lösung von Problemen bei, aber es ist eine innere Haltung, die unentbehrlich ist, um dem Stress auf die Spur zu kommen.
Rita hat nur eine Orientierung: Was denken die Kunden, wie kann sie ohne Unterlass für sie da sein, wie kann sie die Familie versorgen, wie kann sie möglichst auch in der Familie da sein, alle Defizite des kranken Mannes und die Lernunwilligkeit des Kindes ausgleichen?
Im Stress sind wir gedankenverloren, mit der Vergangenheit oder der Zukunft beschäftigt. Wir bedauern, dass sich nicht alles erfüllen kann, wie wir es uns vorstellen, die Angst vor der Unberechenbarkeit der Zukunft lähmt uns. Das Leid nimmt von uns Besitz, wenn wir aus dem Moment, der jetzt ist, mit den Gedanken davongaloppieren.
Die Achtsamkeit für den Moment kann Rita lernen. Es geht um ihre Gesundheit, es geht um die Lebenskunst, um die Frage, wie das Leben gelingt. Das Leben gelingt im Augenblick, nur dann ist es ein erfülltes, inspiriertes Leben, nur dann ist es möglich, den Sinn zu finden und auch Transzendenz zu erfahren.
Der gesundheitsfördernde Aspekt der Achtsamkeit soll beleuchtet werden, um Rita zur Ruhe zu bringen und die Verflechtung der Bereiche Gesundheit, Lebenskunst und für andere und für sich genug sein zu betrachten.
Bei Konzentrationsstörungen, Angst, Depressivität, Sucht und psychosomatischen Beschwerden werden mit dem Achtsamkeitstraining die Selbstwahrnehmung und die Selbstregulationsfähigkeit geschult. Die therapeutischen Achtsamkeitsübun-

gen sind auf den Erhalt von Gesundheit und auf den Abbau von Krankheitssymptomen gerichtet.

Es gibt auch spirituell orientierte Achtsamkeitsübungen, im Sinne einer erweiterten Selbst- und Welterfahrung, um den Weg zur individuellen Lebenseinstellung und Sinnorientiertung zu finden.

Achtsamkeitsübungen in der Therapie zielen darauf ab, Tatkraft, konstruktive Aggressivität, Gestaltungswillen, Verbindlichkeit und Voraussicht zu schulen. Dabei geht es nicht darum, sich selbst heroisch in den Mittelpunkt zu stellen und Nabelschau zu betreiben. Ziel ist es vielmehr, die genannten Fähigkeiten im Alltag, im Umgang mit der Familie und mit Freunden zum eigenen Nutzen und zum Wohl der anderen einzusetzen.

Ziel ist es nicht, sich selbst zu genügen, von der eigenen Größe fasziniert zu werden, die Beschäftigung mit sich zu überhöhen und alles und jedes unter Kontrolle zu haben.

Achtsamkeit in der Therapie bedeutet eine möglichst bewusste, absichtslose, nicht bewertende Haltung zum gegenwärtigen Geschehen einzunehmen. Achtsam sein bedeutet Aufmerksamkeit schenken und Bedeutung zumessen. Bewusstheit, Gegenwärtigkeit, Nicht-Bewertung und Akzeptanz werden trainiert.

Rita trainiert in der ersten Achtsamkeitsübung, wo sie sitzen will, welcher Platz ihr gefällt, wie sie im Sofa sitzt, was sie spürt, ob die Position so passt, was sie um sich herum wahrnimmt, ob ihr kalt ist, wo sie gerne wäre, wo die Gedanken hingehen, wer hier im Raum ist, was es mit ihrer ständigen Hast zu tun hat. Äußere Achtsamkeit fördert die Fähigkeit, die Umwelt genauer wahrzunehmen. Die innere Achtsamkeit analysiert das eigene Stressverhalten von einem inneren, neutralen Beobachterposten aus, der in die aktuellen Stressereignisse nicht involviert ist. Die Haltung ist dabei offen, annehmend, neugierig, rein beschreibend. Was passiert täglich in Ritas Laden? Was passiert bei ihrer gehetzten Einkaufstour im Supermarkt? Was ist die tägliche Situation? Was ist ihre Reaktion darauf? Und: Besteht ein Wille zur Veränderung? Rita muss wahrnehmen, was sie von sich erwartet, was es gefühlsmäßig bedeutet, im Geschäft, im Supermarkt und in der Wohnung gleichzeitig sein zu wollen, und was verändert werden könnte. Sie lernt, die eigenen Gedanken und die Handlungsmuster zu beschreiben und zu beobachten, ohne Kontrolle und ohne das Kommando: „Das ist doch blöd, was du da machst."

Beim Achtsamkeitstraining geht es um Beobachtung und Annehmen der Realität. Es ist Zeit. Es ist Zeit zum Atmen, es ist Zeit, den Körper zu spüren, die Füße, den Rücken, die Hände. Tiefe Atemzüge tun gut. Es muss nichts gemacht werden, es geht von selber. Rita soll sich vorstellen, jemand kommt und sagt: „Es ist schön, dass es dich gibt." Was geschieht, wenn sie das hört? Welche Gefühle sind das? Welche körperlichen Empfindungen? Dann soll sich Rita vorstellen, jemand kommt und sagt: „Du bist ein Versager, du wirst es nie schaffen." Was geschieht, wenn sie das hört? Welche Gefühle sind das? Welche körperlichen Empfindungen?

Sie soll nichts tun, sie soll nur aufmerksam beobachten und wahrnehmen. Unter Stress müssen überwältigende Gefühle ausgehalten werden. Die Stresstoleranz besteht darin, diese überwältigenden Gefühle aus der Distanz zu beobachten, genauso neugierig und neutral wie in der Achtsamkeitsübung.

Rita ist überzeugt, dass nichts ihren Alltag erleichtern kann. Sie hat das Gefühl, die Welt habe für sie nichts zu bieten. Doch Gedanken, Empfindungen, Gefühle können vorbeigehen. Sie müssen nicht festgehalten werden, sie können weggerückt werden, sie können als Welle gesehen werden, die kommt und geht, und sie sollen hin und her wogen, ohne dass Rita etwas tun muss. Die Welle kommt und geht wieder. Einmal wird sie größer, ein-

mal kleiner. Das Verlangen, an allen Orten gleichzeitig zu sein, kann als Welle ins Meer geschickt werden, es kann im Wind verfliegen, es muss nicht als Gedanke festgehalten werden. Der Beobachter kann sagen: „Das geht nicht, Rita, du bist ein Mensch, ein Mensch ist ein guter Mensch, wenn er an nur einem Ort gleichzeitig ist. Das Verlangen, sich dreiteilen zu wollen, tut weh.“ Rita fragt den objektiven Beobachter: „Ist es in Ordnung, erst um 8.30 h aufzusperren, oder eine Strichliste zu machen, wann Kunden kommen?“ So schafft sie sich Zeit. Und dann spricht sie auch mit ihrem Sohn und macht ihm klar, dass die Hausaufgaben sein Problem sind, nicht ihres. Sie vereinbaren, dass er nach der Schule zu ihr ins Geschäft kommt und mit Rita bespricht, was zu tun ist. Kurz vor Geschäftsschluss kommt er dann noch einmal und zeigt ihr, was er gemacht hat. Nach Geschäftsschluss reden sie dann nicht mehr von der Schule, sondern bereiten gemeinsam das Abendessen. Neulich kam der Sohn mit dem Vorschlag, heute indisch zu kochen. Statt zu sagen, „Das kannst du nicht“, was sich Rita gerade noch verkneift, sagt sie: „Da bin ich aber neugierig.“ Eine sehr scharfe Sauce aus dem Glas, ein etwas verklebter und ein bisschen angebrannter Reis, ein fast nicht trockenes Huhn – es schmeckt himmlisch, nach Familienentspannung.
Das Thema der nächsten Achtsamkeitsübung mit Rita ist dann ihr Bedürfnis nach Perfektion und die Frage, ob wirklich immer alles schnell, gleichzeitig und sofort passieren muss.

Musikmedizin: Heilsame Töne für Burnout- und Erschöpfungspatienten

Wir lieben Musik. Wir kommen als Klangexperten zur Welt. Nach 100 Millisekunden können wir eine Melodie erkennen und stellen Querverbindungen zu anderen Informationen im Gehirn her. Rhythmische, melodische Fehler und Tonunschärfen oder falsche Töne hören wir sofort. Musikalische Strukturen sind in der menschlichen Biologie festgelegt, von Afrika bis Arktis und Antarktis. Musik stimuliert, motiviert, bewegt. Mit Lautmalerei begann zwischen den Menschen die Verständigung, die älteste Flöte ist 35.000 Jahre alt.

Musik beschäftigt mehr Hirnareale als andere Aktivitäten. Das Gehirn „singt" beim Hören mit, aktiviert sich deutlich, das passiert sonst nur, wenn Gefahr droht. Musik ist damit das passende Gegengewicht zu Gefahrenmomenten und Stress, ein intensiver, kreativer Prozess, wunderbar geeignet, um Erschöpfung abzubauen. Musik produziert Dopamin, das Glückshormon, und Oxytocin, das Beziehungs- und Sympathiehormon, verschwenderisch, wie der Zustand des Verliebtseins. Musik und Liebe sind Geschwister. Musik kann sentimental machen, kann Leistung steigern und kann heilsam sein.

An der Paracelsus-Medizinischen-Privatuniversität (PMU) Salzburg hat ein Forschungsprogramm unter der Leitung von Vera Brandes die Wirksamkeit eines Musikprogrammes bei Erschöpfungszuständen erforscht. Musikhören ist einfacher als meditieren. Auch sehr gestresste Menschen und Burnout-Patienten, Depressive und Schlaflose können Musikhören lernen. Sie erreichen ein Ergebnis wie Menschen, die regelmäßig intensiv meditieren. Das Gehirn aktiviert synchron die Denkareale, Alphawellen entstehen wie bei Spitzenathleten und Top-Managern in Höchstform. Es entsteht die innere Klarheit: „Die Leistung ist abrufbar, nichts kann stören."

Sanoson (www.sanoson.at) hat in Zusammenarbeit mit der PMU eine Audiotherapie entwickelt, die vom Hörer zunächst einen chronobiologischen Test und das Ausfüllen eines Fragebogens erfordert. Danach werden ein individueller Hörplan und eine

Hörzeitempfehlung erarbeitet. Das individuelle Musikprogramm wird zu Hause regelmäßig gehört und der Erfolg mit Zwischenerhebungen kontrolliert. Mit diesen musikmedizinischen Programmen lernt man wieder hören und Erfahrungen fühlen, das ist heilsam für Menschen, die Energie brauchen. Am Anfang der Therapie stehen eine medizinische und eine psychologische Untersuchung, ebenso am Schluss des Programmes. Musik hat keine Nebenwirkungen und wird als sehr angenehm erlebt.
Wissenschaftlich liegt dem Programm eine Doppelblindstudie an 150 Probanden zugrunde, die die Sanoson Audiotherapie mit entspannenden Naturklängen verglichen hat. Nach fünf Wochen Anwendung sind Stimmung, Spannungsgrad und Lebensqualität in der therapeutischen Hörgruppe deutlich besser. Musik kann als Taktgeber die chronobiologischen Rhythmen ins Gleichgewicht bringen. Unter chronobiologischen Rhythmen versteht man die Taktung von Herzschlag, Atmung, Hormonen, die Abfolge von Ruhe und Aktivität, die Architektur des Schlafes mit den Schlafzyklen, die in richtiger Reihenfolge zwischen Tiefschlaf und Traumschlaf Erholung garantieren, die Temperaturschwankungen im Körper, mit einem Wort die Balance der Energie, die Rechtzeitigkeit von Impulsen und die richtige Reihenfolge von biologischen Zyklen.
Wenn der Körper durch hektische Betriebsamkeit, ständiges Gehetze oder Krankheiten die körpereigene Regulationsfähigkeit verloren hat, dann kann durch gezielte auditive Stimulation diese zeitliche Regulierung und die Rechtzeitigkeit von Schlaf, Aktivität und Ruhe wieder hergestellt werden. Musik hat die Fähigkeit, Gefühl, Denken und Körperrhythmen gleichzeitig zu beeinflussen.
Wissenschaftler sind sich einig: Musik macht schlau. Aufmerksamkeit und Aktivität werden gesteigert, damit wird das Gehirn für die Aufgaben, die es bewältigen muss, aktiviert und für kom-

plexe Wahrnehmungsprozesse fit gemacht. Wissenschaftler streiten freilich, was die beste Musik ist: Macht Mozart schlauer als Schumann? Das ist noch lange nicht ausdiskutiert.

Für alte Menschen ist Musik bis ganz zuletzt, selbst im letzten Stadium der Alzheimer-Krankheit, ein Quell, der sie weniger ängstlich macht, soziales Verhalten verbessert, wacher macht und oft noch in die Lage versetzt, ein Kinderlied mit richtigem Text und richtiger Melodie zu singen, wenn die Sprache eigentlich schon verschwunden ist und spontan kein Satz mehr formulierbar ist. Alzheimer-Patienten können Frühling abstrakt nicht mehr begreifen, aber mit einem Frühlingslied spüren und erleben und genießen. Bei Gedächtnisproblemen kann das Gedächtnis durch die Kopplung zum Gefühl und gleichzeitige Aktivierung der Denkareale geschult werden und somit den Schlaf und auch das Denken verbessern.

Biofeedback

Auch bei dieser Therapie geht es darum, körperliche Beschwerden, die durch starke psychische Belastung ausgelöst wurden, zu beeinflussen. Schmerzen, Bluthochdruck, schneller Puls, Schlafstörungen und Schwindel sind dabei typische Symptome. Die Technik des Biofeedbacks macht es möglich, Selbstkontrolle über die eigenen physiologischen Funktionen zu erlernen. Dadurch wird es möglich, Fehler des Körpers zu beeinflussen und Beschwerden zu reduzieren und zu eliminieren. Die Beobachtung der biologischen Beschwerden, wie Magenschmerzen oder Herzstechen, machen die Verbindung von Körper und Seele klarer und verstehbar.

Der erste Schritt ist Wahrnehmung, dann folgt Erkennen, Verstehen, Verändern und schließlich Regulieren und Kontrollieren.

Dazu ein Beispiel: Ein 58-Jähriger, der seit langer Zeit in seiner Firma eine Abteilung leitet und nun ein Computerprogramm erlernen muss, bemerkt, dass er damit Schwierigkeiten hat. Er braucht lange, um das Programm zu verstehen und wird von den jüngeren Mitarbeitern deshalb nicht mehr ernst genommen.

Das bewirkt bei ihm Schlafstörungen, Magenschmerzen und ziehende Schmerzen in der Herzgegend. Beunruhigt sucht er einen Internisten auf. Aber außer erhöhtem Blutdruck und einer zu hohen Herzfrequenz, also einem erhöhten Puls, kann der Spezialist nichts feststellen.

Blutdruckmittel will er nicht unbedingt nehmen, weil die Potenz darunter leiden könnte, und das kann er schon gar nicht gebrauchen. Das bisschen Spaß soll ihm nicht auch noch geklaut werden. Was gibt es für Alternativen? Natürlich Bewegung, aber Bewegung reicht nicht, wenn gleich beim ersten Spaziergang die Angst vor dem Herzinfarkt im Brustraum wieder stechend weh tut. Also probiert er es mit Biofeedback.

Mit Hilfe des Biofeedback-Gerätes wird am PC der Spannungszustand von Muskeln dargestellt. Er kann am Bildschirm die Angst sehen, dargestellt als Muskelanspannung, er kann den Puls in die Höhe schnellen sehen, wenn er an die hämischen Blicke seiner Mitarbeiter denkt – das ist doch erstaunlich, diese innere Vorstellung in Zentimetern dargestellt vor sich zu sehen. Zwölf Stunden lang beobachtet er Muskelspannungen und zwölf Stunden lang nimmt er freudig zur Kenntnis, dass man den Puls wieder beruhigen kann, die Muskelspannung wieder vermindern kann, wenn man erst einmal gesehen hat, wie die Spannung nach oben klettert, und erlebt hat, wie sie wieder zu reduzieren ist. Die Muskelspannung und die Herzschlagzahl fangen an, auf seine Befehle zu reagieren, die Pulswerte normalisieren sich, die Schmerzen in der Herzgegend lassen sich wegatmen und die Verspannung im Zwischenrippenbereich löst sich wie von Zauberhand. Wenn er jetzt in der Firma den schwierigsten Mitarbeiter sieht, lächelt er in sich hinein und denkt, „ich hab's geschafft". Und genau in dem Augenblick grüßt der Mitarbeiter ganz freundlich und fragt, wie es denn so geht. „Danke, ich bin wieder Herr der Lage, was haben wir heute Schönes vor?", antwortet fröhlich der Abteilungsleiter.

Gedankenübertragung gibt es eben nicht nur zum Biofeedbackgerät, sondern, viel wichtiger, auch von Mensch zu Mensch.

Schlafstörungen

Risikofaktor Schlaf

Herr K., 63 Jahre, ist ledig und Abteilungsleiter in der Telefonzentrale eines Versandhauses. Er ist für die Diensteinteilung und für schwierige Service-Anfragen zuständig. Seit einem Monat gibt es ein neues Softwaresystem. Er hat die Schulungen für sein Team organisiert und auch selbst interessiert daran teilgenommen. Doch etwas beunruhigt ihn: Er kommt nicht so gut mit wie seine jüngeren Angestellten. Er macht sich Sorgen. Er will sein Gesicht nicht verlieren. Er will nicht knapp vor der Pension gekündigt werden. Er spürt das Nachstreben der Jüngeren, der besser Ausgebildeten und Hungrigen. Es ist für ihn ausgeschlossen, bei Unklarheiten Untergebene um Rat zu fragen. In der Schulung ist ihm immer alles sonnenklar, doch kaum sitzt er allein vor dem Computer und muss das eben Gelernte anwenden, hat er das Gefühl, zu schwimmen. Es gibt noch eine Übergangsfrist, in der das alte und das neue Softwareprogramm parallel laufen, auch wenn es den Technikern ein Anliegen ist, diese Phase möglichst kurz zu halten, weil es deswegen immer wieder zu Verwirrungen kommt. So schwierig sei der Umstieg ja nicht, und die Angestellten der Telefonzentrale seien schließlich alle keine Idioten und müssten den Umstieg eigentlich schaffen. Bisher hat Herr K. es geschafft, seine Unzulänglichkeiten mit sich allein auszumachen. Unklarheiten schreibt er sich immer auf, um einen der Vortragenden nach Ende der Schulung noch beiseite zu nehmen, um sich in Abwesenheit seiner Untergebenen aufklären zu lassen.

Es gibt jedoch noch etwas, was ihm immer mehr Sorgen bereitet. Abgesehen von den Unklarheiten bezüglich des Computersystems bemerkt er auch Mängel in Tätigkeiten, die er eigentlich blind beherrschen müsste. Der Dienstplan für den nächsten Monat, den er dank jahrelanger Erfahrung immer klar und übersichtlich aufzeichnete, erscheint ihm in letzter Zeit wie ein immer größer werdendes Wirrwarr. Er schafft es nicht mehr, die Übersicht zu wahren und die verschiedenen Zeitfenster der einzelnen Mitarbeiter beim Planen einzuhalten. Dass der Plan doch noch in guter Form und zeitgerecht fertig wird, ist nur dem Umstand zu verdanken, dass er sich die entsprechenden Dokumente heimlich mit nach Hause nimmt, um sie dort in den Abendstunden nochmals durchzugehen.

Beanstandungen im Servicebereich, die geschulte Mitarbeiter nicht mehr erledigen konnten, wurden bisher zu ihm als letzter Instanz durchgestellt. Bei Leuten, die von dem ständigen Weiterverbinden bereits völlig entnervt waren, weil ihnen niemand Antwort gab, hätte er früher sofort gewusst, was zu sagen war, etwa welche Entschädigungsleistungen dem Kunden zustanden, wenn er bereits seit zwei Monaten auf eine Lieferung wartete und diese immer noch nicht abzusehen war. Doch diesmal passierte es ihm, und nicht zum ersten Mal, dass er höflich darum bitten musste, später mit der entsprechenden Information zurückrufen zu dürfen. Und um sich nicht die Blöße zu geben, einen Kollegen zu fragen, der diese Information vielleicht ohne Schulterzucken ausspucken konnte, blätterte er lieber zehn Minuten lang in dicken Katalogen, um die Information zu finden.

Diese beginnende Überforderung begann ihn zu ermüden, schließlich fühlte es sich an, als ob der übliche Arbeitsaufwand plötzlich in der Hälfte der Zeit erledigt werden müsste.

In ruhigen Momenten alleine zu Hause begann er sich zu überlegen, seit wann diese Einschränkungen denn vorlagen, und er wusste es einfach nicht. Dieser Übergang musste schleichend passiert sein, aber jetzt zehrte es einfach an seinen Nerven.

Herr K. ist nicht verheiratet, lange hat niemand mehr neben ihm in einem Bett geschlafen. Nie wurde ihm von seinen seltsamen nächtlichen Angewohnheiten erzählt. Würde er sich selbst hören können, wäre er überrascht, dass er manchmal gar nichts hören würde – dass er zu atmen aufgehört hatte. Die Muskulatur, die ringförmig seine oberen Atemwege umschließt, ist bei ihm äußerst entspannt, und sie schafft es nicht, den Widerstand gegen den Unterdruck aufrecht zu erhalten, der in seiner Lunge beim Einatmen herrscht – der Atemweg verschließt sich, er atmet einige Sekunden nicht, und das in regelmäßigen Abständen. Jede Nacht. Herr K. leidet an einem so genannten „obstruktiven Schlafapnoe-Syndrom".

Drückt uns jemand die Luftröhre zu, wehren wir uns. Der Sauerstoffmangel beschleunigt unseren Puls, wir beginnen zu schwitzen und werden panisch. Unser Körper ist alarmiert, er ist in Lebensgefahr.

Schlafen wir, drehen wir uns in solchen Momenten zur Seite, verändern die Schlafposition, um wieder atmen zu können. Es gibt auch Schlafphasen, in denen unsere Muskulatur gelähmt ist, in denen wir diesen Sauerstoffmangel einfach einige Sekunden aushalten müssen. In jedem Fall ist unser Körper kurzzeitig in Angst.

Herr K. bemerkt diesen Zustand nicht, wacht nicht auf, aber sein Schlaf ist nicht erholsam, er ist für eine anstrengende Tätigkeit tagsüber nicht hilfreich. Über Monate, über Jahre schläft er diesen Schlaf, der ihm nicht das bringt, was er braucht. Der immer wiederkehrende nächtliche Stress treibt seinen Blutdruck allmählich in die Höhe. Nach Jahren der erhöhten Belastung fangen seine Gefäße an sich zu verändern, um dem Druck standzuhalten. Sie werden härter, sie werden weniger elastisch, die Gefäßwände werden poröser. Bricht ein Teil der Gefäßwand auf, legen sich sofort Blutplättchen darüber, um eine Blutung zu verhindern – und machen die Sache nur noch schlimmer. Herr K.'s Gefäße verengen sich. Seinen großen Gefäßen macht das zunächst nichts aus, es ist ja nur ein bisschen enger – aber je weiter sie sich verzweigen, desto kleiner werden sie, wie die Äste eines Baumes, die immer weiter aussprießen und filigraner werden. Und den filigranen Gefäßen am Ende des Weges macht es sehr wohl etwas aus, wenn sie enger werden. Es ist kein Platz mehr für sauerstofftragende Blutkörperchen an der verdickten Gefäßwand vorbei. Der Weg ist zu, alles Gewebe dahinter stirbt ab. Ein solcher Gefäßbaum findet sich unter anderem in Herrn K.'s Gehirn, und ohne es zu merken, erleidet er zahlreiche kleine Mini-Schlaganfälle. Jetzt leidet Herr K. auch an einer so genannten „vaskulären Enzephalopathie", eine Mangeldurchblutung und -ernährung des Gehirns.

Während des Tages fühlt sich Herr K. zunehmend unwohl, er hat immer mehr Schwierigkeiten, sich zu konzentrieren, und fühlt sich leichter überfordert, da er nicht mehr seine gewohnte Leistung erbringen kann.

Jahrelang ist Herr K. abends einfach erschöpft ins Bett gefallen und eingeschlafen. Doch wenn er jetzt abends im Bett liegt, beginnt ihm zu dämmern, dass seine Arbeit für den Betrieb nicht mehr ausreichend sein könnte, dass er ersetzbar ist und potenzielle Nachfolger nur auf seinen Posten warten. Er leidet unter Versagensängsten und beginnt zu grübeln, seine negativen Gedanken halten ihn wach. Nachdem er nachts stundenlang an die Decke gestarrt hat, wird er schließlich zornig. Kein Wunder, dass er in der Arbeit nichts mehr zustande bringe, wenn er seine Nächte damit verbringe, sich Gedanken darüber zu machen, anstatt auszuruhen. Mittlerweile passiert es ihm untertags in der Arbeit sogar, dass er für einige Sekunden wegnickt. So könne nichts mehr aus ihm werden, sagt er zu sich selbst, und zwei Jahre vor seiner wohlverdienten Pensionierung würde er schließlich obdachlos auf der Straße landen. Jetzt leidet Herr K. unter einer so genannten Schlaflosigkeit.

Die Schlafzyklen

Es gibt vieles, was unseren Schlaf stören kann – nicht alle Ursachen sind gravierend oder schwer zu behandeln, aber unbehandelt bewirkt schlechter Schlaf auf die Dauer immer das gleiche: erschwerte Konzentration und geringere geistige Leistungsfähigkeit.

Unser Schlaf setzt sich aus verschiedenen Schlafstadien zusammen: den REM- und den Non-REM-Schlafphasen. REM steht für „rapid eye movement" und beschreibt die sich bewegenden Augäpfel unter den geschlossenen Lidern. Lange Zeit wurde angenommen, dass der Mensch während dieser Phase träume – mittlerweile weiß man, dass der Mensch auch in den anderen Phasen, den Non-REM-Phasen, träumen kann (wobei die Intensität der Traumerlebnisse im REM-Schlaf am intensivsten sein dürfte). Der Non-REM-Schlaf unterteilt sich in die Phasen I bis IV, wobei die Phase I den leichten Schlaf unmittelbar nach dem Einschlafen und die Phase IV die Tiefschlafphase darstellt. Wir durchlaufen mehrmals pro Nacht sogenannte „Schlafzyklen", in denen sich alle Schlafphasen abwechseln. Diese Zyklen, und vor allem die tiefen Schlafphasen, benötigen wir für einen „erholsamen" Schlaf. Wird unser Körper ständig durch die verschiedensten Reize beinahe wach gehalten, wie Herr K. durch seine regelmäßigen Atemstillstände oder andere durch ständig zuckende Beine („restless legs syndrome"), kommen wir nie in die tieferen Schlafphasen und fühlen uns somit auf die Dauer ausgelaugt, unentspannt, können uns nicht konzentrieren und sind müde.

Schlafprobleme sind behandelbar

Eine betriebsärztliche Untersuchung steht an. Jahrelang hat sich Herr K. davor drücken können, denn mittlerweile ist er der Überzeugung, dass, wenn schon keine Mängel in seiner Arbeit festzustellen sind, auf jeden Fall ein medizinischer Grund gefunden werden muss, um ihm den Golden Handshake zu geben, um jüngere und flexiblere Mitarbeiter ans Ruder zu lassen. Als der Betriebsarzt einen Blutdruck von 180/100 misst, tut Herr K. das natürlich zuerst mit einem Winken ab und sagt, es sei halt sehr stressig in der Arbeit, und gerade heute habe das Telefon gar nicht zu läuten aufhören wollen. Als der Arzt erwidert, dass das auch für einen stressigen Tag ein ungewöhnlich hoher Blutdruck sei, kontert er noch, er sei wahrscheinlich nervös, weil er beim Arzt sitze (von einem „Weißkittelhochdruck" hat er schon ein- oder zweimal im Fernsehen gehört). Auch damit gibt sich der Betriebsarzt nicht zufrieden. Ob er Medikamente einnehme? Nein, er sei „kerngesund". Der Arzt holt ein rotes Fläschchen mit Sprühkopf hervor und hält es ihm an den offenen Mund. Zwei Pumpstöße unter die Zunge, er könne vielleicht ein bisschen Kopfschmerzen davon bekommen, aber das hole den Blutdruck fürs erste ein bisschen runter. Sei er jetzt fertig?, fragt Herr K. Doch da füllt der Arzt schon ein Formular aus – eine Überweisung an einen niedergelassenen Herzspezialisten, man müsse eine Ursache für den hohen Blutdruck finden und noch weitere Untersuchungen durchführen.

Herr K. hat es geahnt – die „Fehlzeiten wegen Arztbesuch" beginnen jetzt, seine Chefs reiben sich sicher schon die Hände.

Beim Kardiologen wird er untersucht (EKG, Ultraschall etc.), ein langes Gespräch folgt. Wie er schlafe? Ob er Atemaussetzer habe? Das wisse er nicht, er lebe allein – es sei ihm aber noch nie etwas aufgefallen. Nachdem er sich, von oben bis unten verkabelt, auf einem Heimtrainer vor dem Arzt abgemüht hat, werden vom Arzt wieder Zettel ausgefüllt. Hier seien Medikamente zur Behandlung des Bluthochdrucks, hier die Überweisung fürs Labor, hier der Befund (Herr K. versteht nur Bahnhof) und hier eine Überweisung für ... ein Schlaflabor, was immer das auch sein soll. Er bekommt eine Adresse genannt und fängt langsam an, sich damit abzufinden, dass er seinen Ruhestand früher, als ihm lieb ist, antreten wird müssen.

Von dieser Untersuchung hätte er noch seinen Enkelkindern erzählt, wenn er welche hätte. Im Schlaflabor werden tausend Kabel an seinem Kopf befestigt, er bekommt eine seltsame Haube aufgesetzt, wird in ein Zimmer gelegt, in dem es außer einem Bett und einer Kamera, die das Bett filmt, nichts gibt – und hier solle er jetzt schlafen. Entspannt! Ob es das nicht einfacher gebe, fragt er – die Ärzte bejahen. Es gebe auch Schlaf-EEGs für zu Hause – diese hätten den Vorteil, dass man in seiner gewohnten Umgebung schlafen könne, die Genauigkeit der Untersuchung sei jedoch nicht so hoch wie hier.

Am nächsten Tag (Herr K. hat sich jetzt Urlaub genommen, um nicht mehr und mehr Krankenstandstage anzuhäufen), wird ihm mitgeteilt, was ihm seine nicht vorhandene Ehefrau wahrscheinlich schon vor zehn Jahren gesagt hätte. Obstruktives Schlafapnoe-Syndrom und Hyposomnie – zu wenig tiefer und erholsamer Schlaf, weit und breit keine Tiefschlafphase.

Doch mit einer Atemmaske allein lassen sich diese Schlafprobleme nicht mehr beheben, zu sehr hat sich sein Körper daran gewöhnt, lange wach im Bett zu liegen, Gedanken im Kopf zu wälzen und auf das Einschlafen zu warten. Zu oft habe er sich hellwach ins Bett gelegt, „um endlich ein bisschen Schlaf nachzuholen".

„Schlafhygiene" und „Stimuluskontrolle" sind die zwei Stichworte, die ihm von der jungen, freundlichen Assistentin beim Abschlussgespräch immer wieder eingebläut werden.

Er solle nur schlafen gehen, wenn er wirklich müde sei.
Sollte er nicht einschlafen können, solle er nach einer vorgegebenen Zeit (zum Beispiel 30 Minuten) wieder aufstehen und sich ablenken – jedoch nicht essen. Ein voller Magen schläft nicht gern – jedenfalls nicht tief.
Das Bett müsse ein Ort des Schlafens sein, Arbeit, Essen, Fernsehen hätten hier nichts zu suchen.
Herrn K. werden Broschüren mitgegeben, ihm wird alles Mögliche erklärt – man habe wahrscheinlich die Ursache für seinen hohen Blutdruck gefunden, er müsse auf dieses und jenes achtgeben. Er fühlt sich überfordert – er hat ja schon in seiner Arbeit, die er eigentlich in- und auswendig kennt, Schwierigkeiten mitzukommen – wie soll er da diese ganzen Informationen aus einem ihm völlig fremden Bereich aufnehmen können?
Da er aber von Natur aus ein sehr genauer Mensch ist, nimmt er sich zumindest vor, die Medikamente, die ihm verschrieben werden, genau nach Vorschrift einzunehmen. In den ersten Wochen der Blutdruckmedikation fühlt er sich wie am Boden, erschlagen – das könne doch nicht gesund sein, er sei ja schon vorher so erschöpft gewesen, und jetzt sei alles nur noch schlimmer geworden. Die Schlafmaske – ein umständliches Gummiteil wie eine Taucherbrille, nur für Nase und Mund, die er sich jede Nacht aufsetzen muss – ist ja noch das geringste Problem. Er habe das Gefühl, in der Arbeit sei er noch weniger leistungsfähig als zuvor. Er ist wirklich überrascht, dass noch keiner seiner Kollegen ihn darauf angesprochen hat. Der Kardiologe erklärt, er sei es eben gewohnt, mit einem hohen Blutdruck zu leben, daher sei es verständlich, dass er mit einem normalen Blutdruck manchmal das Gefühl habe, gerade aus dem Bett aufgestanden zu sein und das Blut in die Beine sacken zu spüren – auch wenn es natürlich nicht so weit kommen solle, dass ihm schwarz vor den Augen werde. Es sei eine Gewöhnungssache.

Herr K. ist bei einem weiteren Spezialisten. Diesmal bekommt er die Mini-Version des Schlaflabors, von der ihm berichtet wurde. Einige Tage lang trägt er eine etwas breite Armbanduhr mit sich herum, von der zwei kleine Elektroden an seinen Kopf reichen und seine Gehirnaktivität aufzeichnen. Der Spezialist erklärt, es genüge ihm zu erkennen, in welchen Schlafstadien Herr K. sich befinde, dann könne er die Medikation danach ausrichten, um Herrn K. zu einem möglichst ausgewogenen Schlaf zu verhelfen.

Herr K. hat resigniert, jetzt bekommt er sogar schon Antidepressiva – und dabei fühlt er sich gar nicht depressiv, der Spezialist hat ihn jedoch ermuntert, die vorgeschlagene Therapie zu versuchen, und er vertraut ihm, wohl oder übel, es ist ohnehin schon egal.

Monate vergehen. Die Arbeit ist stressig – wie immer. Unzufriedene Kunden, die dieses und jenes beanstanden, werden zu ihm durchgestellt, er muss sich um deren Anliegen kümmern und freundlich, gelassen und kompetent bleiben. Er muss Dienstpläne erstellen, die Einschulungen für das neue Computerprogramm liegen schon lange zurück, und er hat sich mittlerweile daran gewöhnt. Er hat viel Zeit zu Hause verbracht, um mitzukommen und nicht zurückzubleiben. Aber er hat es geschafft. Und er hat sich bemüht, die Regeln bezüglich des Schlafens einzuhalten – keine Arbeit im Bett, Licht und Fernseher aus, wenn er müde im Bett liegt. Er kann nicht einschätzen, ob ihm diese Maßnahmen oder die Medikamente geholfen haben – der Spezialist hat angekündigt, wenn sich seine Schlafzyklen normalisiert hätten, könne man Absetzversuche starten, um zu sehen, ob er seinen gesunden Schlaf auch ohne die Medikation aufrechterhalten könne. Der Spezialist ist zuversichtlich – ein Teufelskreis scheint durchbrochen.

Da fällt Herrn K. der Blutdruck ein. An die Blutdruckpulver hat er sich gewöhnt – auch wenn es bei Gott nicht leicht war. Jetzt misst er ihn täglich beim Frühstück mit einem kleinen Gerät und notiert alle Werte. 180/100 ist schon lange nicht mehr dabei gewesen. Er hat nicht das Gefühl, mit diesen Medikamenten Bäume ausgerissen zu haben. Der Blutdruck ist für ihn abstrakt, wie ein seltsames, einfarbiges Gemälde, das er nicht versteht. Könnte er in seinen Kopf sehen, seine kleinen Gefäße im Gehirn ertasten, die seine Kreativität, sein Denken und sein Vorstellungsvermögen mit Blut versorgen, die sich bereits in krampfhafter Anspannung dem dauerhaften Druck entgegengestemmt hatten und jetzt beginnen, sich zu erholen – er würde wahrscheinlich noch besser schlafen. Aber nach einem halben Jahr hat er das Gefühl, wieder jünger zu werden. Er hat keine Kündigung erhalten. Im Gegenteil, eine Gehaltserhöhung und eine Auszeichnung für besonders kundenorientiertes Verhalten hat er bekommen. Die Chefs hat er falsch eingeschätzt, und neulich hat ein junger Mitarbeiter gesagt, er sei ein Vorbild. Am Abend beim verdienten Bier findet er das Leben nicht mehr so schlimm, er wird in Würde seine Pension erreichen, und er ist froh, den ganzen Untersuchungskram mitgemacht zu haben.

Mental fit, mental erwachsen, mental gesund

So wie wir alt werden, werden wir alte und steinalte Pflegefälle. 85% der Bevölkerung führen ein unbewegliches Leben. Das heißt, mit 70 können 85% keiner Straßenbahn und keinem Autobus mehr nachrennen. Genauso wenig können sie ihr Denken beschleunigen und mit Ärger, Aufregung und Angst zurechtkommen. Altersstarrsinn hat das früher geheißen, heute sagt man, auch nicht eleganter, Senilität. Früher konnten die wenigen Alten, die es gab, ruhig starrsinnig sein, denn die Tatsache, 90 zu sein, war in gewisser Weise schon eine Berechtigung dafür, Schrullen zu haben.
Heute werden sie immer mehr, die 85- und 90-Jährigen. Die pflegenden Angehörigen sind dann auch 70 und 80 Jahre alt, ringen nach Luft und sind selbst am Ende ihrer Kräfte.

Um dem Schicksal der Senilität im Alter zu entkommen, sind vier Elemente unverzichtbar:

1. Ernährung
2. Bewegung
3. Freunde
4. Das Gefühl der Zugehörigkeit

Viktor Frankl hat gesagt, dass wir nicht fragen sollen, was das Leben für uns tun kann, sondern überlegen, was wir für das Leben tun können. Jeder kann mehr für das Leben tun. Das Zauberwort dabei lautet „tun". Nike hatte in den 90er-Jahren den Werbeslogan „just do it". Darum geht es.
Und wie erreicht man das? Man muss tägliche Rituale entwickeln, die einen lebendig erhalten, Rituale, die ein Körpergefühl erzeugen, das statt Rückenschmerzen und Gelenksproblemen

ein warmes inneres Wohlbefinden bringt und eine Körperspannung, die bis 90 den aufrechten Gang bewirkt.

Mental fit

Nach den anstrengenden Ausbildungsjahren, mit Aufregung, Einsamkeit, Freundschaften, Enttäuschungen, Zurückweisungen und Kränkungen, ersten Lieben und tiefen Gefühlen finden wir irgendwann und irgendwie zu uns selbst. Erst eher irgendwie, später entdecken wir, was uns ausmacht: im Spiegel der Freundschaft, der Zugehörigkeit, der Ehrlichkeit, der Offenheit und der Fähigkeit, Frust auszuhalten und Kritik zu ertragen.
Je genauer wir wissen, was wir spüren, wenn wir von Neid, Erfolg, Ehrgeiz, Selbstbewusstsein sprechen, desto fitter sind wir. Manch einer ist ein Naturtalent, ein anderer wird von seinen Begabungen bewacht, ein dritter kann nach jedem Schlag ins Gesicht gut aufstehen und ein vierter lernt beim Zuschauen, wie die anderen es machen. Setzen Sie alles daran, sich selbst kennen zu lernen.

Mental erwachsen

Mit etwa 30 Jahren merken wir, dass wir etwas mit den Rückmeldungen zu tun haben, die wir bekommen. Jetzt wird es richtig ernst: Können wir Stärken an uns entdecken, oder warten wir auf bessere Umstände? Besonders Liebesbeziehungen fordern uns. Erwachsen sind wir dann, wenn wir ein Bild vom Mitgeschöpf haben, wie „Gott“ es gemeint hat, und uns zuwenden und bemühen zu verstehen, wer der andere ist und wer wir selber sind. Sich zu bändigen, Stärken zu fördern, den Körper bestmöglich zu behandeln, denn wir haben nur den einen, und Schwächen zu bewachen, das ist Erwachsenen-Training.

Mental gesund

Mit 50 sollte man bei sich angekommen sein. Leben ist großartig, Fehler sind wichtig, weil man an ihnen lernen kann, Geduld ist eine wichtige Eigenschaft, Geld braucht man, schon aus finanziellen Gründen, wie Woody Allen sagt. Macht ist auch fein, aber was macht die mentale Gesundheit aus? Die Sicherheit, sich nicht zu verlieren, die Macht über sich selber zu haben, zu wissen, wo man steht, und zu wissen, dass das Leben irgendwann zu Ende geht, dann, wenn es gerade richtig ist. Bei sich ankommen heißt, in der Gegenwart leben, genießen, zufrieden sein.

Beziehungen leben

Viele Menschen, die Bücher wie dieses lesen, tun alles für ihren Körper, sie gehen spazieren, schlucken Nahrungsergänzungsmittel, überwachen ihren Körper voller Sorge, lesen ängstlich alle Gesundheitsseiten in den diversen Zeitschriften und achten auf alle Wehwehchen.

Freundschaftsbeziehungen, Genuss und Unbekümmertheit vergessen sie oft. Es mangelt ihnen am Gefühl der Zugehörigkeit, des Verbundenseins, weil sie ständig mit der eigenen Perfektionierung beschäftigt sind und immer besser sein wollen als andere. Sie sitzen auf der Reservebank des Lebens. Sie haben ständig Angst vor unliebsamen Überraschungen, das tägliche Katastrophenszenario im Kopf beherrscht ihr Denken und Fühlen. Sie sind die perfekten Theoretiker des Lebens: schwierige Zeitgenossen, weil immer darauf bedacht, alles richtig zu machen. Sie wollen nichts, was menschelt, was laut, saftig und unberechenbar ist.

Dabei schärft Unwissen die Sinne. Gehen Sie in andere Welten. Sie könnten dem Leben begegnen.

Der Genuss liegt nicht in der perfekt gebügelten Bluse, sondern in der Unbekümmertheit, mit einem Fleck oder zwei, ganz zerzaust einfach die Konzertkarte, die einem zufällig in die Hände geraten ist, zu packen, sich zu freuen und in der Musik zu versinken. Was die Nachbarn denken, ist völlig unwichtig.
Die Weisheit liegt in den echten Beziehungen. Wie lernt man echte Beziehungen? Indem man aufhört dazuzugehören, nur weil es sich gehört, indem man neidisch ist, wenn man neidisch ist, und geizig, wenn man geizig ist und sich fragt, warum.
Wenn man Gäste einlädt, dann kommen die nicht, weil es etwas zu essen gibt, sondern weil man der Gastgeber ist. Das Essen wird sowieso gelobt, wenn man einander mag, und ist nicht so wichtig.
Für manche ist es schon eine Zumutung, ungeschminkt einkaufen zu gehen. Für andere ist es ein Problem, dass das eigene Kind im Studium nicht vorankommt.
Niemand ist etwas Besseres, niemand ist ein Niemand, jeder hat einen Kern, wenn er bereit ist, den Kern zu sehen und den Körper samt Begabung und Nichtbegabung als den besten zu akzeptieren, der zu bekommen ist.
Die Menschen, die um uns herum sind, kennen die Schwächen ohnehin, die man zu verbergen sucht. Wenn man mit dem Versteckspiel aufhört, kann man sich dem Leben zuwenden, dann ist die Tür für den Genuss weit geöffnet. Doch jederzeit kann es auch vorbei sein. Begegnen Sie den Menschen und sich selbst so, als wäre es die erste und die letzte Stunde Ihres Lebens. Hören Sie auf, auf bessere Zeiten und andere Umstände zu hoffen. Das heißt nicht, dass man sich wie ein Rüppel benehmen kann und allen alles zumuten, sondern es heißt, dass das Wesentliche die Begegnung ist, um die man sich bemüht.
Widmen Sie sich Ihren Freunden, pflegen Sie Ihre Freunde und lassen Sie keine Gelegenheit aus, es miteinander lustig zu haben.

Wie geht das im Konkreten, Beziehungen so zu gestalten, dass das gelingt?
Die wichtigsten Beziehungsregeln sind im Folgenden kurz zusammengefasst, vor allem jene, die nicht ganz leicht umzusetzen sind. Sie sollen lediglich eine kurze Anregung sein, sich intensiv mit dem Thema Beziehung und guten Beziehungen im Besonderen zu befassen. Mental gesund ist ein Mensch unter Menschen. Wir brauchen einander und sollten einander wohltun.

Doppelbotschaften und Killerphrasen identifizieren und zurückweisen

„Du kannst ja gehen", lautet die Killerphrase in jeder Beziehung, „Sie können ja kündigen" die Killerphrase in jeder Arbeitsbeziehung. Denn damit ist ein für alle Mal klar: Der Gefangenenwärter bestimmt, was der Gefangene zu tun hat.
Lassen Sie sich nicht zum Gefangenen machen, sondern antworten Sie auf der gleichen Ebene: „Ich bestimme, ob ich gehe oder bleibe", „Ich bestimme, ob mir der Arbeitsplatz gefällt oder nicht". Wenn Sie sich in Gefangenschaft begeben, wird Ihnen unvermeidlich die Energie ausgehen. Sie können sich diese Gefangenschaft nicht leisten. Die Herrschaft über sich selbst darf man nicht aus der Hand geben. Das kann sich keiner leisten, dass die nächste Umgebung, der Ehemann, die Ehefrau, der Chef, die Eltern, Sie bloß als Besitz wahrnimmt und über Sie bestimmen will. Ein Mensch, der mit Ihnen zu tun hat, sollte es aus guten Gründen tun und Sie sollten nicht austauschbar sein. Andere über sich bestimmen lassen, heißt schuldlos im Gefängnis sitzen. Wollen Sie das? Das ist mit mentaler Fitness nicht vereinbar.
„Wenn du nicht bereit bist, meine Bedürfnisse anzuerkennen, dann können wir es gleich sein lassen." So beginnen Unterwer-

fungen. Es gibt keinen Verhandlungsspielraum, hier diktiert jemand seine Bedürfnisse. Jemand nimmt sich das Recht auf Wut, Zorn, Ausufern und Lust, wie es gerade kommt. Das Vis-à-Vis hat dann nur noch Ausführungskompetenz. „Wenn du in meiner Nähe bleiben willst, dann hast du zu wissen, was ich will." Die Botschaft lautet: „Ich bin beleidigt, wenn du nicht weißt, was ich will." Die Doppelbotschaft dabei: „Sei in der Nähe, aber störe mich nicht, und wenn du nicht für mich mitdenkst, dann kannst du gleich verschwinden." Der Doppelbotschafter hat ein Problem: Er will jemanden in seiner Nähe haben, aber der soll sich wie ein Geist benehmen. Einfach nur da sein, die Bedürfnisse vorausahnen und gutheißen. Rennen Sie schreiend davon, wenn Ihnen jemand auf diese Weise begegnet. Mit so jemandem ist Freiheit eine Illusion, da betreiben Sie Raubbau an Ihrem Energiehaushalt, Sie bekommen nichts, was Ihnen Energie gibt, und schon gar keine emotionale Nähe, die genau Sie meint.

Ideologien vermeiden und nicht Opfer des eigenen Charakters werden

Wenn Sie absolute Werte verteidigen, dann können Sie nicht lebendig bleiben. Um Konflikte lösen zu können, braucht es das richtige Maß an Charakterschwäche. Wenn sie absolut pünktlich, perfektionistisch, diszipliniert, treu, stolz und wahrhaftig sind, dann sind sie stur. Die Krankheit der Sturheit ist die Depression. Das Gegenteil ist auch schwierig, immer unpünktlich, undiszipliniert und unverbindlich sein, das ist auch keine brauchbare Haltung.

Wie wollen Sie Ihrem Mann verzeihen, dass er fremdgegangen ist, wenn Sie nicht auf Stolz verzichten? Gleichzeitig müssen Sie aber klarstellen, dass Sie zwar diesmal zum Verzeihen bereit sind, aber dies nicht immer wieder tun werden. Wenn sich die

Geschichte in einem Jahr und womöglich ein drittes Mal wiederhole, ist das mit der emotionalen inneren Verbindung, die eine Ehe ja bedeutet, nicht vereinbar.
Wie wollen Sie Ihrem Kind wieder vertrauen, wenn Sie gerade angelogen wurden, weil es Ihnen Geld aus der Tasche geklaut hat, wenn Sie nicht das Vertrauen aufbringen, dass Lernen möglich ist?
Natürlich wird man auf Pünktlichkeit, Stolz, Treue und hohe Werte wie Wahrhaftigkeit und Verbindlichkeit nur Menschen gegenüber verzichten, mit denen man liebevoll verbunden ist. Man wird mehr Dialektik in einer Beziehung zulassen, wenn man den anderen liebt. In persönlichen Beziehungen müssen Enttäuschungen geklärt und verhandelt werden. Wir leben für die Liebe und die Verbundenheit, wenn es auch möglich ist, danach zu fragen: Wie ist es zu dieser Enttäuschung gekommen? Wie ist das passiert und warum ist das passiert? Und was fordern wir nun voneinander, damit wir verbunden bleiben und lernen, die Herrschaft über uns selber zu behalten?

Verzeihen lernen

Verzeihen zu können ist besonders wichtig für die mentale Gesundheit und Weisheit, und es ist nicht einfach, es zu erlernen. Denn um wirklich verzeihen zu können, braucht es Arbeit von beiden Seiten: von dem, der verzeiht, und von dem, dem verziehen wird. Ein Beispiel:
„Ich habe mich so bemüht, dir eine gute Mutter zu sein, und du machst gar nichts. Du lernst nichts, räumst die Wohnung nicht auf und trittst zu Prüfungen nicht an. Ich habe dir schon so oft geglaubt, wenn du gesagt hast, du tust es diesmal. Ich möchte dir so gerne glauben und alles vergessen, aber ich kann die Versicherungen nicht mehr ernst nehmen und mein Vertrauen ist weg, nur Vorwürfe habe ich, die genauso sinnlos sind." Dabei

leidet der am meisten, der verzeihen will. Wie kann hier eine mentale Reinigung passieren? Da wird eine Entschuldigung des Sohnes nicht ausreichen. Der 24-jährige Sohn wird die Jahre, in denen er zu Prüfungen nicht angetreten ist und nichts gelernt hat, nicht gutmachen können. Er wird Ressourcen sammeln müssen, Reflektiertheit und Reue entwickeln müssen, um eine „mentale Spende" anbieten zu können. Wie könnte das zustande kommen? Wie schafft man den Ausgleich dafür, dass die Mutter Zeit und Geduld aufgebracht hat, um diese schwierigen Jahre auszuhalten? Der Sohn wird darüber nachdenken müssen, warum er Tag für Tag gescheitert ist. Er wird der Mutter erklären müssen, dass ihre ungeduldige Haltung – „du bist doch sowieso ein Looser, du arbeitest nichts" – viel Energie aufgezehrt hat und der Sohn die Tage damit verbringen musste, diese negativen Botschaften aus sich zu vertreiben. Es verzehrt viel Energie, zu vergessen, dass man ein Looser ist, es ist sehr anstrengend, sich so hinters Licht zu führen.
Wie könnte eine mentale Spende aussehen? Zunächst müssen die beiden sich darauf einigen, dass sie ein gemeinsames Ziel haben: Der Sohn möchte die ewig aufgeschobene Prüfung machen und die Mutter glaubt daran, dass er das auch tun wird. Aber es soll keine leere Versprechung bleiben, sondern sie vereinbaren, dass er ihr täglich berichtet, was er dafür heute tut, und was er dafür morgen tun wird. Dann ist die Mutter nicht mehr gezwungen, nur geduldig zu warten, und muss auch nicht mehr schimpfen. Die Vereinbarung sollte möglichst auch noch einen Plan B beinhalten, für den Fall, dass das mit dem Lernen einfach nicht funktioniert: Ab wann sollte der Sohn etwas anderes tun, einen Job suchen, einkaufen gehen, das Zimmer aufräumen oder Ähnliches. Damit bleibt die Möglichkeit offen, einen Ausgleich zu schaffen, den er bisher nicht zustande gebracht hat. Das etabliert in der täglichen Begegnung Reue, Reflexion

und Energietanken – dann muss sich niemand mehr als Verlierer fühlen.

Zwischenmenschliche Beziehungen sind überlebenswichtig

Wir verstoffwechseln Kontakt. Wenn Sie einen Ehemann, eine Ehefrau, einen Sohn, eine Tochter im eigenen Haus haben, die nur muffelig sind, dann ist das keine Kontaktaufnahme.
Die Interaktion, das Riechen, Spüren, Emotionen erwidern, Informationen erzählen, das ist der „Zauber" der Interaktion. Wenn Sie es zulassen, dass die Menschen, mit denen Sie leben, sich Tag für Tag von Ihnen abwenden, indem sie stumpf vor dem Fernseher sitzen und nicht mit Ihnen sprechen, dann verkümmern Sie mental, dann ist die Depression nicht weit. Das sollten Sie nicht zulassen.
Denn ohne irgendwo dazuzugehören, in der Arbeit, zu Hause, in der Freizeit, ist ein Leben, in dem man sich wohlfühlt, nicht möglich. Depressive Mütter, die keinen Kontakt zu ihren Kindern aufnehmen können, bekommen Kinder, die nicht essen wollen, die nicht schlafen wollen und still oder laut vor sich hinkümmern. Daher ist es entscheidend, dass wir uns wehren und mit aller Macht für spontanes, unmittelbares, vorgedankliches intuitives Verstehen und Kommunizieren kämpfen.

Kommunikationsanleitung für Männer und Frauen

Frauen hoffen immer auf spontane Liebesbezeugungen. Männer finden häufig, dass es schon des Lobes genug sei, wenn man den anderen nicht kritisiert. Respektieren Sie die Unterschiede, hören Sie auf, Frauen zu Männern zu erziehen und Männer zu Frauen.
Frauen sollen lernen, klare Wünsche zu äußern: „Ich hätte gerne eine Tasse Tee am Morgen, bitte bring mir die Zeitung ans Bett, bitte trag den Mist hinaus, hier hast du eine Einkaufsliste,

am Abend koche ich gerne und dann möchte ich eine Rückenmassage von dir und dann, glaube ich, fällt mir noch etwas Nettes ein, aber da musst du mitspüren."

Klingt komisch? Ja, weil Frauen das so schlecht können und Männer nicht verstehen, was daran so schwierig sein soll. Lernen Sie, die eigene Betriebsanleitung zu veröffentlichen. Geben Sie die meisten Anweisungen an sich selbst und freuen Sie sich über „Mitmacher".

Männer sind gut darin, Dinge nicht zu sehen. Sie sehen keinen Mist und auch keine offenen Zahnpastatuben und keine Spritzer auf der Klobrille. Meckern hören sie nicht und vergessen auch sofort, was ihnen keine Freude macht.

Man soll voneinander lernen, nur zwei Hälften machen ein Ganzes.

Hoffen Sie nicht darauf, dass Ihr Mann Ihre beste Freundin ist, hoffen Sie nicht darauf, dass Ihre Frau Sie ganz toll findet, weil Sie das Geld nach Hause bringen und Ihre Ruhe haben wollen. Männer wie der Arzt und Kabarettist Bernhard Ludwig haben herausgefunden: Frauen wollen immer mehr; Frauen wie die Psychoanalytikerin Eva Pritz haben herausgefunden: Männer wollen Essen und bitte, liebe Frau, bring das Essen nackt.

Kommunikationsanleitung für Frauen: Treffen Sie Freundinnen, wenn Sie shoppen gehen wollen, sagen Sie Ihrem Angebeteten Ihre Wünsche deutlich und möglichst detailliert, mit Angaben, was Sie wollen und brauchen und wo man es bekommt, und belohnen sie ihn mit Bewunderung. Treffen Sie Ihre Freundinnen, wenn Sie meckern wollen.

Kommunikationsanleitung für Männer: Fragen Sie Ihre Frau nach ihrer Betriebsanleitung und versuchen Sie herauszufinden, was sie sich wünscht. Heißer Tipp: mehr Gespräch – reden beim Spazierengehen, reden in der Küche, reden im Schlafzimmer. Versuchen Sie, die Socken am Boden, die Teller im Wohnzim-

mer, die Schuhe im Vorzimmer zu sehen und versuchen Sie zu verstehen, dass Rücken- und Fußmassage das Schönste ist, was an Zuwendung und Hinwendung geboten werden kann, wohlgemerkt für Ihre Frau.
Menschen brauchen Zärtlichkeit. Streicheln und Händehalten ist Freude. Pflegen Sie sich mit Wasser und Creme, mit Massage und Sprudelbad, mögen Sie sich selber und zeigen Sie dem Vis-à-vis ihre Zuneigung.

Verlieben kann man sich in jedem Alter

Man muss nicht jung sein, um sich zu verlieben. Meine Tante hat sich mit 78 in einen 92-Jährigen verliebt. Sie hatte ein schweres Leben, einen Mann, der an Alzheimer verstorben ist, einen Sohn, der sich umgebracht hat, ein Haus, das sie verloren hat, sie hatte Geldsorgen, aber sie hat sich in dem Dorf, in dem sie wohnte, ein schönes Zimmer im Altersheim gegönnt. Sie hat mich um finanzielle Hilfe gebeten, sie hat sie monatlich überwiesen bekommen. Eine Katze hatte sie zum Schmusen. Im Speisesaal saß er dann plötzlich, er war auf Besuch. Es war Liebe auf den ersten Blick. Sie hat mir davon erzählt, wie ein Schulmädchen, wie schön er sich beim ersten Rendezvous gemacht hat, dann hat er sie ausgeführt, ins Caféhaus. Sie sind Hand in Hand gegangen, er wollte sie, als er 93 wurde, heiraten. Er hat ihr eine Uhr und einen Badeanzug gekauft. So gut sei es ihr im ganzen Leben nicht gegangen. Als er starb, sagte sie, „Es ist so schön, dass ich das noch erleben durfte“, und freute sich über die gemeinsam verbrachten Tage. Kurz danach starb sie und den letzten Tag verbrachte sie mit wohlwollender und dankbarer Erinnerung an die Tage, von denen sie gedacht hatte, sie nie erleben zu dürfen, es war ein schöner Tag bei uns im Garten.

Perfektionismus ist Energieverlust pur

Wenn ich etwas perfekt machen will, dann ist das wider das Leben. Wenn ich ein Buch schreibe und alles verarbeiten will, was es auf dem Gebiet gibt, dann werde ich es nie schreiben. Deshalb mache ich einen Strich unter meine Gedanken und schreibe das auf, was mich im Moment am meisten beschäftigt.

Das Wichtigste mache ich zuerst. Das Zweitwichtigste lasse ich bleiben. Ich konzentriere mich auf das Wichtigste. Nur so werden Sie zum erfolgreichen Manager Ihres Lebens. Wenn Sie für jemanden das perfekte Geschenk suchen, dann werden Sie nichts schenken. Sie haben tausend Möglichkeiten, etwas zu schenken. Lebendig wird die Möglichkeit aber nur, wenn Sie es wagen, sich für ein Geschenk zu entscheiden und es auch wirklich kaufen, also etwas tun.

Lebendig werden Sie auch, indem Sie etwas von sich preisgeben. Auch wenn es nicht perfekt ist. Das macht Sie lebendig.

Die Energie auf Perfektion zu verschwenden bedeutet, auf viel Leben zu verzichten und auch darauf, wahrgenommen zu werden. Niemand kann es sich leisten, nicht wahrgenommen zu werden.

Geben Sie die Idee des Perfekten auf, Sie machen Fehler – und Sie leben dabei. Freuen Sie sich über Fehler, sie sind die Gelegenheit, wieder etwas zu lernen.

Schuldgefühle nicht vermeiden

Wenn Sie etwas entscheiden, dann kann daran etwas falsch sein. Dieses Risiko müssen Sie auf sich nehmen. Wir müssen oft einen Menschen traurig machen, weil wir am Sonntag vielleicht lieber allein ins Kino gehen wollen als stundenlang zuzusehen, wie der andere liest. Wir sind nicht für die Probleme verantwortlich, die daraus entstehen, dass der andere anders ist. Wir wollen nicht Interessen verändern, sondern respektieren.

Eine Leseratte wird mehr Stunden lesen als ein Kinoenthusiast. Vermeiden Sie solche Interessenskonflikte nicht, sondern nehmen Sie die Schuld auf sich, damit übernehmen Sie die Verantwortung, denn Sie haben es sich reiflich überlegt.
Jemand, der gern ein paar Stunden mit sich allein ist, will nicht ununterbrochen in seiner Welt gestört werden: Die Grenzen des anderen zu respektieren kann auch bedeuten, an einem Konflikt schuld zu sein. Dann kann man miteinander Verträge schließen und kann sich entscheiden, wie man miteinander umgehen will. Das Thema Treue ist dafür ein gutes Beispiel: Ich kann jemanden attraktiv finden, mich verlieben, aber mich ganz bewusst entscheiden, dieses Gefühl nicht zu leben, weil ich einen Vertrag mit meinem Ehepartner habe. Oder ich habe keine Veranlassung mehr, mich an den Ehevertrag zu halten, weil ich keinen Sinn mehr darin sehe. Dann muss ich mir diese Schuld eingestehen, dass ich nichts getan habe, um die Ehe attraktiv zu halten, ich habe das Ehekapital verspielt, von der einmal versprochenen Liebe ist nichts mehr übrig.
Wenn ich alt werden will, dann muss ich alle Kraft zusammennehmen, um mir täglich Freude zu bereiten. Keiner wird sich um mich kümmern, wenn ich es nicht selbst tue. Ich muss mir darüber im Klaren sein, dass ich langsam bin, vielleicht umständlich, aber lebenserfahren. Ich bin jederzeit bereit, meine Lebenserfahrung in Freude umzusetzen. Ich will in der Lage sein, täglich aus diesem Leben gehen zu können, aber die Kraft haben, mich um meine Bewegung, meine Ernährung, meine Lebendigkeit zu kümmern und auch dann Freude zu haben, wenn meine Liebsten, meine Freunde schon gestorben sind und ich noch da bin. Ich freue mich über jeden Tag, der mir gegeben ist, ich bin einverstanden, ich mache niemandem Schuldgefühle, ich sorge mich um mich selbst. Meine Kraft stelle ich zur Verfügung, nicht meine Jammerei, die manage ich selbst.

Ich begegne meinen Lieben mit Kraft. Ich begegne dem Tod mit Klarheit. Ich akzeptiere meine Sterblichkeit. Ich mache mir die schönen Momente im Leben klar und suche jeden Tag einen freudigen Moment. Ich rufe meine Lieben dann an, wenn ich Kraft bieten kann. Ich weiß, wenn ich mich anstrenge, kann ich am meisten erreichen. Geduld und Ausdauer lohnen sich.
Ich verlange die Zuwendung, die ich brauche, in dem Ausmaß, wie es mir zusteht und wie ich zumutbar bin. Egoismus ist gut, wenn die Dosis erträglich ist. Ich mache mir Gedanken über meinen Egoismus und übertreibe ihn nicht, ich merke, wenn meine Angehörigen Pausen brauchen. Ich gestatte Pausen, ich habe aber keine Schuldgefühle, wenn ich etwas brauche. Ich überlege mir gut, was ich brauche.

Lebensgefühl teilen

Es gibt nichts Schöneres, als Leben zu teilen, am Fußballplatz, im Kino, im Theater, beim Geschichtenerzählen, beim Spielen, beim Essen. Gemeinsam zu fühlen, zu spüren, zu schmecken, zu riechen, das ist Lebendigkeit. Diese Lebendigkeit müssen Sie in allen Sinnen bewahren, gemeinsam singen, tanzen, spielen – das ist Leben, das Selbstwert und Stolz erzeugt. Sie müssen sich die Freiheit nehmen, Ihr Leben wertzuschätzen und das auch deutlich kundzutun. Sie können Leben nur genießen, wenn Sie es leben wollen und das auch mitteilen. Nicht Überleben ist Ihr Ziel, sondern das Leben an sich. Dann ist auch das Altwerden kein Problem. Sie sind dann als Antiquität wertvoll und werden mit jedem Jahr wertvoller. Sie haben es bis hierher geschafft, haben schon so manche Krise hinter sich, werden schöpferischer und erfahrener und können mit Stolz von all dem berichten. Nicht alt und hässlich sind Sie geworden, nicht alt und senil, sondern alt und zufrieden. Sie haben begriffen, warum sich die Reparatur an Körper und Geist bei Ihnen immer noch lohnt, und Sie können es jederzeit erklären. Die Reparatur lohnt sich, weil Sie kein Wegwerfprodukt sind, Sie wissen um Ihren Wert, der nicht einfach der Arbeitsmarktwert eines 60-Jährigen ist. Sie sind ein mehrdimensionales Wesen und nehmen sich das Recht heraus, lange genug am Leben zu sein, um wichtige Erfahrungen zur Verfügung stellen zu können. In Diskussionen mit Ihren Kindern stellen Sie dann immer wieder fest, dass Sie mit Ihren Kommentaren richtig liegen, ein paar Jahre später kommen Ihre Kinder dann und sagen, „Alter Vater, alte Mutter, du hattest damals Recht“. Als Konsulent, als Vereinsmitglied, als Ratgeber sind Sie in der Lage, das Wesentliche zu fragen und Ihr Gegenüber damit zu verblüffen, wie schnell Sie auf den Punkt kommen. Sie fühlen sich nicht behindert, Sie sind zufrieden, Sie haben heute zehnmal so viele Altersgenossen, die 100 Jahre alt werden, wie noch vor 40 Jahren. Sie werden nicht mehr vereinsamen, Sie können auch mit 100 noch genug Mitstreiter finden und Menschen, die mit Ihnen leben. Ihr Wille zum Leben ist ungebrochen. Das ist Lebendigkeit und freudiges Lebensgefühl.

Interesse aneinander bewahren

Menschen können nur miteinander leben und miteinander in Beziehung stehen, wenn sie Interesse aneinander haben, seien es nun Arbeitspartner, Lebenspartner, Kinder oder Freunde. Dieses Interesse lebendig zu erhalten ist ein Training, dem man sich täglich widmen muss. Je mehr Sie investieren, desto lebendiger wird die Beziehung. Wenn das Interesse erlischt, dann ist die Beziehung tot.

Eigene kreative Räume schützen

Die Zeit, die Sie für sich reservieren, bringt Ruhe in Ihren Alltag und erlaubt Ihnen eine Begegnung mit sich selbst. Das ist wichtig für die Kraft und die Fantasie. Sie müssen sich immer wieder aus der Ruhe bringen, aber auch wieder in Ruhe versinken können. Diese Dualität zu leben ist Ihr Ziel.

Schön sein

Attraktivität ist wichtig. Sie werden danach beurteilt. Schöne Menschen haben es leichter als hässliche. Natürliche Schönheit kann man unterstreichen, Hässlichkeit kann interessant gestaltet werden. Alter macht hässlich. Aber das Alter erzählt in Ihrem Gesicht eine interessante Geschichte. Löschen Sie die Geschichte nicht aus Ihrem Gesicht, damit verlieren Sie sich bloß. Seien Sie stolz auf Ihre Jahresringe, zeigen Sie die Geschichte Ihres Lebens in Ihrem Gesicht. Pflegen Sie Ihr weißes Haar und üben Sie Ihr Lächeln. Sie brauchen einen guten Zahnarzt. Zahnseide und Mundhygiene sind ein Muss, die Zähne sind schließlich Ihre Visitenkarte mitten im Gesicht. Die Füße müssen weich gepflegt, die Hände gecremt und die Haut sorgfältig geschützt werden. Das ist Würde. Würde ist schön. Das sieht nach Weisheit aus und nicht nach Ruine.

Aufrecht gehen

Um aufrecht zu gehen, braucht es Muskelkraft und Gleichgewicht zwischen Rückenmuskulatur und Bauchspannung, diese haben die meisten Büromenschen nicht. Das sieht man ihnen meist schon in den Mittzwanzigern an: Am verspannten Nacken hängen eingefallene Schultern und ein vorgekrümmter Bauch. Mit Mitte Dreißig kann es dann schon anstrengend sein, aufrecht zu gehen und vor allem aufrecht zu sitzen. Das können Sie mit sich nicht machen, so verlieren Sie Ihre Kraft und Ihr Selbstbewusstsein. Stärken Sie Ihr inneres Korsett, zwischen Hals und Knie ist das Leben zu Hause, das sollte nicht einfach in sich zusammenfallen in Schmerzen und Trostlosigkeit.

Beobachten Sie stolze Menschen, die etwas von sich halten: Sie haben Haltung und glauben an sich: Das ist das mindeste, was Sie für sich tun müssen.
Wenn das Leben Sie allmählich krümmt, halten Sie dagegen. Ziehen Sie ordentliche Schuhe an und nehmen Sie einen Stock. Wenn drei Beine sicherer sind als zwei, ist es die richtige Entscheidung, gehen Sie auch dreibeinig aufrecht, so gut es eben geht. Auf Perfektionismus zu verzichten gehört dazu.

Gehirnjogging

Um Ihr Gehirn in Schwung zu halten oder wieder in Schwung zu bringen, müssen Sie es beschäftigen, herausfordern und ihm anregende Aufgaben stellen. Dabei gibt es nicht ein „richtiges“ oder ein „falsches“ Training. Wer jedoch an die Sache lustlos und frustriert herangeht, wird damit weniger Erfolg haben als jemand, der sich neuen Aufgaben neugierig und ausdauernd widmet. Das gilt überall im Leben, und natürlich auch beim Gehirntraining. Mit Ausdauer zu lernen, das ist die Zauberformel.

Wie man sein Gehirn herausfordern kann

Interessen neu entdecken

Wenn das Lernen nicht Freude macht, dann ist es sinnlos. Das bedeutet, Sie müssen erst einmal Energie aufbringen, um die Themen und Lernfelder zu finden, die Ihr Interesse wecken und Ihnen Freude machen, erst dann macht ein Training Sinn. Die Bereitschaft, sich anzustrengen, ist unverzichtbar.

Am besten beginnt man mit den Interessen, die einem schon immer Freude bereitet haben. Wenn Sie immer gerne Fußball gespielt haben, dann wird es sinnvoll sein, ein Kopf-Training zu wählen, das mit Fußball zu tun hat.

Wenn Sie sich immer schon für Gedichte interessiert haben, dann machen Sie sich auf die Suche nach neuen Gedichtsammlungen und Zitaten, die Sie auswendig lernen können.

Wenn Sie gerne kochen, entdecken Sie neue Kochrezepte, lernen Sie die Zutaten und Zubereitungsweisen auswendig.

Sie lieben Sprachen? Dann trauen Sie es sich zu, eine neue Sprache zu erlernen, die Sie schon immer lernen wollten. Es

steht fest: Wer eine Fremdsprache beherrscht, ist geistig deutlich frischer und beweglicher.
Es gibt viele Möglichkeiten, spannende Themen zu finden: Eine Zeitung, die Sie durchblättern, eine Reise, die Sie machen wollen, ein Besuch, den sie planen: Was macht Sie neugierig? Sie sind natürlich sehr im Vorteil, wenn Sie einen Reichtum an Interessen haben. Wo Tauben sind, fliegen Tauben zu. Wenn Sie lange nichts gearbeitet haben, dann ist die Rückkehr in die Arbeit schwer. Wenn Sie lange nichts gelernt haben, dann wird es schwieriger sein, Neugier, Energie und Ausdauer fürs Lernen aufzubringen. Aber umso größer kann der Fortschritt dann auch sein.
Wenn Sie zum Beispiel beschließen, wieder einmal eine Reise zu planen, ist es wichtig, dass Sie das Reisen nicht als anstrengend, sondern als herausfordernd empfinden. Um Ihren Mut zu stärken, können Sie mit einem kleinen Spiel beginnen: Was macht Sie neugierig, wenn Sie sich einen Kofferinhalt vorstellen?
„Ich packe meinen Koffer und da tu ich hinein ..."
Bei diesem Spiel geht es darum, sich möglichst viele Dinge in der richtigen Reihenfolge zu merken. Eine Person beginnt mit dem Satz: „Ich packe in meinen Koffer einen Regenschirm." Die nächste Person muss den Satz der ersten Person wiederholen und einen neuen Gegenstand nennen. So könnte sie beispielsweise sagen: „Ich packe in meinen Koffer einen Regenschirm und ein Klavier."
Sie bekommen einen Hinweis darauf, was Sie interessiert, wenn Sie Dinge nennen, die mit Ihren Interessen etwas zu tun haben. Sie können einen Koffer aber auch mit Freunden einfach so packen, des Spaßes und des Gedächtnisses wegen.
Altersbedingtes Vergessen ist keine Seltenheit, aber man kann Vorhandenes trainieren und verbessern. Setzen Sie sich mit Ih-

ren Freunden und Bekannten zusammen und spielen Sie beispielsweise das „Ich packe meinen Koffer"-Spiel mit ihnen. Sie werden merken, dass Sie sich mit der Zeit immer mehr Dinge merken.
Ganz nebenbei wird dabei eine Fantasiereise komponiert, so lange, bis Sie wirklich einen Koffer packen und losfahren und vielleicht sogar Ihre Kofferpacker mit Ihnen fahren wollen.

Bedienungsanleitungen – eine Herausforderung

Noch anstrengender, aber nützlich, ist es, neue Geräte im Haus selbst in Gang zu bringen und nicht die Kinder oder Enkel darum zu bitten. Setzen Sie sich mit der Bedienungsanleitung auseinander, alleine oder gemeinsam mit Freunden. Es bleibt Ihnen sowieso nicht erspart. Sie müssen ein neues Handy bedienen können. Sie müssen wissen, wie der neue Fernseher ein- und wieder auszuschalten ist und wie Sie die Programme einstellen.
Sie können daran verzweifeln oder es zur Mutprobe machen. Laden Sie Freunde zu einer „Handyparty" ein. Es finden sich sicher auch Enkel und Helferlein, wenn es darum geht, den neuen Computer zu durchschauen. Nicht vollständig, natürlich nicht, Sie wollen ja nicht Softwarespezialist werden, Sie wollen die Maschine nur für den Hausgebrauch zähmen. Dazu brauchen Sie Zeit, Mut zu fragen, Mut zur Wiederholung und den Willen zu üben, üben, üben.

Wozu Neues lernen?

Warum muss das sein? Warum sollen wir nicht das Handy einfach in die Schublade legen, uns gemütlich zurücklehnen und wie einst Briefe schreiben? Dies führt uns zu einer Frage, die sich viele Menschen stellen: Warum soll man sich im Alter immer noch dazu überwinden, neue Dinge zu lernen?

Die Antwort ist einfach: Weil man das Gehirn wie Muskeln trainieren muss, wenn man fit bleiben will. Sicherlich haben Sie schon den Spruch „use it or loose it“ gehört. Genau so ist es auch mit dem Gehirn. Aber wie kann man sich geistig fit halten? Reicht es, in der Früh ein Sudoku oder ein Kreuzworträtsel zu lösen, um geistig fit zu bleiben?
Um diese Frage beantworten zu können, ist es wichtig, kurz zu erklären, wie unser Hirn Informationen aufnimmt und wie wir diese Informationen wieder abrufen können.

Synapsen: Wanderwege oder Autobahnen im Gehirn

Die moderne Hirnforschung hat gezeigt, dass Lernen zu einer Stabilisierung und Vermehrung von Synapsen führt. Synapsen sind die Verbindungsstellen zwischen zwei Nervenzellen. Sie sind die Schaltstellen im Gehirn, die wir brauchen, um Informationen zu speichern und wieder abzurufen. Vereinfacht ausgedrückt bedeutet das Folgendes: Wenn wir unsere Synapsen durch Lernen aktivieren, dann bleiben diese intakt oder es werden sogar neue Synapsen aufgebaut. Bildlich gesprochen kann man sich wenig benützte synaptische Wege im Gehirn wie einen Wanderweg durch einen Wald vorstellen. Man geht einen nicht ausgebauten Weg entlang, der immer wieder Unebenheiten aufweist und auf dem man gezwungen ist, immer wieder auszuweichen, weil große Steine auf dem Weg liegen. Ohne gutes Schuhwerk und ausreichende Anstrengung wird man diesen Weg nicht bewältigen.
Nehmen wir aber an, dass unser Waldweg plötzlich von vielen Wanderern benutzt wird, dann wird der schmale Weg zu einem Pfad, auf dem man ohne Behinderungen gehen kann. Wenn wir dieses geistige Bild weiter ausbauen und uns vorstellen, dass mit der Zeit auch Autos diesen Weg benutzen und so die Straße weiter verbreitern, haben wir einen guten Vergleich mit den

Synapsen geschaffen, die durch kontinuierliches Lernen ebenfalls dicker werden und leichter zu verwenden sind. Diese großartige Anpassung unseres Gehirns, die bis ins hohe Alter funktioniert, nennt man Plastizität des Gehirns. Es ist Ihre Entscheidung, ob Sie Wanderwege oder Autobahnen im Hirn bilden.

Was das Gedächtnistraining bringt

Vielleicht denken Sie jetzt: „Das kann ja theoretisch stimmen, aber bringt das eine Verbesserung meiner Leistungen im Alltag?" Studien zeigen, dass Gedächtnistraining eine Verbesserung der Hirnleistung sowie der Befindlichkeit mit sich bringt und zu einer Verbesserung der Lebensqualität führt. Dieser positive Effekt wurde sowohl bei Patienten als auch bei deren Angehörigen nachgewiesen.

An dieser Stelle werden Sie sich wahrscheinlich denken: „Schön und gut, aber so ein Training kostet sicherlich viel Zeit und Geld."

Nein, das Tolle am Gedächtnistraining ist, dass man es auch zu Hause in nur 15 Minuten pro Tag problemlos durchführen kann. Das Wichtige dabei ist, sich selbst herauszufordern.

Sie könnten sich beispielsweise vornehmen, jeden Morgen einen Artikel in der Zeitung zu lesen und im Anschluss die wichtigen Eckdaten herauszuschreiben. Vergleichen Sie danach das von Ihnen Geschriebene mit dem Originaltext. Sie werden sehen: Mit der Zeit fällt es Ihnen leichter und Sie werden schneller.

Eine andere Möglichkeit ist, dass Sie, um Ihre Konzentration zu steigern, gewisse Buchstabenkonstellationen (zum Beispiel alle „e" oder alle „eu") in einer Zeitschrift farbig markieren.

„Aber all meine Freunde klagen darüber, dass sie hin und wieder Dinge vergessen – ich glaube das ist normal", könnten Sie an dieser Stelle einwenden.

Gehirntraining im Alltag

Einkaufsliste
6 Eier
1 Kg Mehl griffig
2 Zucchini
1 Liter Milch
Ingwer
Schwarzer Sesam
Safran
…

Versuchen Sie bei Ihrem nächsten Einkauf an alles zu denken, ohne auf Ihre Einkaufsliste zu sehen. Bevor Sie zur Kassa gehen, vergleichen Sie den Inhalt Ihres Einkaufswagens aber mit Ihrer Einkaufsliste, damit sie nicht erneut zum Supermarkt fahren müssen, falls Sie doch etwas vergessen haben. Auch hier werden Sie bemerken, dass Sie besser werden und vor allem mehr Vertrauen in Ihre Gedächtnisleistungen gewinnen.

Informationen filtern

Um die relevanten Teile aus einer Fülle an Informationen herauszufiltern, hilft Ihnen die folgende Übung, da Sie auch im Alltag ständig mit großen Mengen an Informationen konfrontiert werden.

Setzen Sie sich jetzt hin und versuchen Sie den in diesem Kapitel gelesenen Text in wenigen Sätzen zusammenzufassen.

Beantworten Sie folgende Fragen:

- ○ Wie nennt man die großartige Anpassungsfähigkeit unseres Gehirns beim Lernen?
- ○ Welche Methode des Gedächtnistrainings wurde am Beginn dieses Kapitels vorgestellt?
- ○ Schließen Sie die Augen und nennen Sie die Dinge, die auf der obigen Einkaufsliste stehen.

Training, das Sinn macht

Wahrscheinlich werden Sie sich nun denken: „Aha, so geht das, und es macht Spaß!"

Am sinnvollsten ist ein Gedächtnistraining, das im Alltag Bedeutung hat. Sich Artikel in der Zeitung zu merken macht nur Sinn, wenn der Artikel interessant ist. Eine Sprache zu lernen, ist nur spannend, wenn man sie dann auch verwendet. Kinderbücher und Kinderfernsehen in einer fremden Sprache sind dazu ein Hilfsmittel, bis man so viel kann, dass man an einer Konversation teilnehmen kann.

Eine Spielrunde, egal ob Bridge, Canasta oder Memory, ist immer lustig. In Memory sind Kinder immer besser, nicht nur besser als die Großeltern, auch besser als Eltern. Seien Sie nicht traurig, es ist doch toll, wenn die Kleinen die Großen besiegen. Dann wollen sie stundenlang spielen und man selbst hat eine extra Trainingsmeile.

Spielen Sie mit Ihren Schwächen. Verstecken Sie sie nicht, sondern investieren Sie Zeit, um sie zu besiegen, vor allem, wenn es sich um Fähigkeiten handelt, die Sie im Alltag ohnehin brauchen. Ein Beispiel: Wie bediene ich einen Ticket-Automaten an der Straßenbahnhaltestelle? Am besten probieren Sie es aus, wenn Sie gar keinen Fahrschein brauchen, dann macht das keinen Stress. Gehen Sie mit Neugier zur Automatenkasse statt mit einem Gefühl der Unbeholfenheit und betrachten Sie den Automaten nicht als Ihren Feind.

Ein anderes Beispiel: Welche Fragen muss man bei der Führerscheinprüfung beantworten? Besorgen Sie sich ein Übungsheft und machen Sie den Test: Wie viele Antworten wissen Sie noch? Dabei frischen Sie auch Ihr Wissen auf, und das ist im täglichen Autoverkehr ganz bestimmt nützlich.

Ein drittes Beispiel: Wie kommt man mit dem Zug am schnellsten von Ulm nach London und was kostet das? Und was würde es mit dem Flugzeug kosten? Auch wenn Sie gar nicht vorhaben, dorthin zu fahren, suchen Sie die Informationen zusammen. Vielleicht fällt Ihnen dabei ein, dass Sie ja schon lange einmal nach London oder nach Mailand oder nach Lourdes wollten. Damit sind Sie der Umsetzung Ihrer Pläne schon einen Schritt näher.

Und noch etwas, was wirklich Spaß macht: Trommeln Sie Ihre „alten Freunde" zusammen und fühlen Sie sich gemeinsam 20 Jahre jünger. Tun Sie alles, was Sie mit 40 gemacht haben, gehen Sie zügiger, lächeln Sie wie ein junges Ding, kleiden Sie sich, wie Sie es mit 30 gemacht haben, bloß pfiffiger, gehen Sie an Orte, die Sie an Jugend und Frische erinnern. Gehen Sie in die Eisdiele, in der Sie schon mit 20 waren, und nach dem Eis spielen Sie eine Runde Minigolf ...

Aus Studien wissen wir: Dieses „sich jünger denken" bringt's. Der Gang wird aufrechter, die Stimme fester, der Schwung besser und die Freude größer. Die grauen Panther werden bunt und elastisch.

Gute Übungen fürs Gehirn

Übung 1: Buchstaben und Zahlen verbinden

Die Aufgabe besteht darin, abwechselnd eine Zahl und einen Buchstaben zu verbinden, und zwar in aufsteigender Reihenfolge (also 1-A-2-B und so weiter). Die Schwierigkeit dieser Aufgabe liegt darin, dass Sie hier geistig immer zwischen Zahlen und Buchstaben hin und her hüpfen müssen.

Stoppen Sie die Zeit, die Sie benötigen, um die Aufgabe das erste Mal zu lösen und vergleichen Sie sie mit der Zeit, die Sie nach einigen Übungsdurchgängen erreichen. Sie werden überrascht sein, wie schnell Sie eine Verbesserung erzielen.

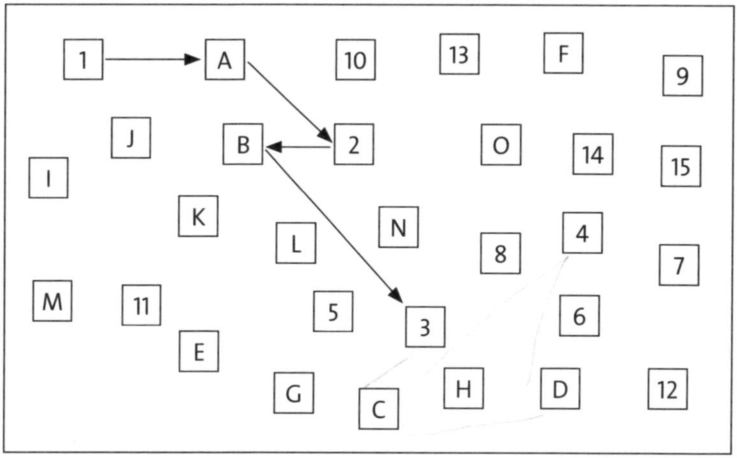

Ist Ihnen diese Aufgabe mit der Zeit zu einfach? Dann fordern Sie sich weiter heraus und machen Sie das Ganze rückwärts. Beginnen Sie damit, dass Sie die höchste Zahl in dieser Abbildung suchen und mit dem letzten Buchstaben in dieser Abbildung verbinden, diesen dann mit der zweithöchsten Zahl verbinden und so weiter.

Übung 2: Bildfolgen nachtippen

Für diese Übung benötigen Sie die Bildertafel, die auf der nächsten Seite abgebildet ist, und jemanden, der diese Übung mit Ihnen durchführt.

Die Aufgabe des „Trainers“ ist es, mit dem Finger eine Bildfolge im Abstand von circa 2 Sekunden anzutippen (also zum Beispiel: Boot, Autoreifen, Tomate, Zwiebel, Tiger, Zwiebel). Sie haben die Aufgabe, sich die Reihenfolge der angetippten Bilder einzuprägen und diese selbst mit dem Finger in der richtigen Reihenfolge anzutippen..

Wie viele Begriffe können Sie in der richtigen Reihenfolge wiedergeben?

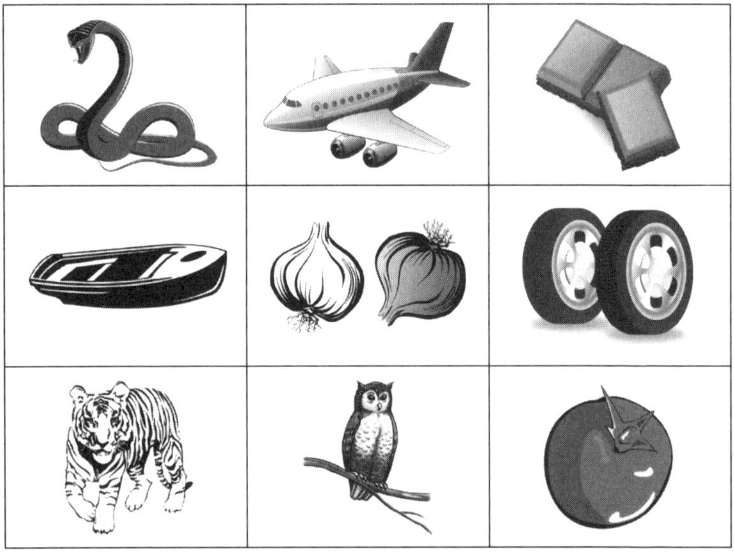

Falls Ihnen auch diese Übung mit der Zeit zu leicht wird, dann basteln Sie sich eine größere Tafel mit mehr Bildern darauf, das erhöht den Schwierigkeitsgrad.

Übung 3: Detaillierte Betrachtung

Nehmen Sie einen Gegenstand aus Ihrer Umgebung und betrachten Sie ihn zehn Minuten lang mit höchster Konzentration. Versuchen Sie sich so viele Details wie möglich einzuprägen. Wenn Sie beispielsweise eine Vase mit Blumen vor sich stehen haben, dann betrachten Sie die Verzierungen der Vase, die Form der Blütenblätter, die Anzahl der Blütenblätter und deren Musterung. Nehmen Sie im Anschluss ein Blatt Papier und einen Stift zur Hand und versuchen Sie den betrachteten Gegenstand auf dem Blatt zu skizzieren, indem Sie möglichst viele Details wiedergeben. Dabei kommt es nicht auf Ihr zeichnerisches Talent an, sondern nur darauf, wie viele Details Sie sich merken konnten. Wiederholen Sie diese Übung ein bis zweimal wöchentlich mit unterschiedlichen Gegenständen.

Übung 4: Gedichte lernen

Mögen Sie Gedichte? Diese sind nämlich hervorragend dafür geeignet, um Ihr Gedächtnis zu trainieren. Suchen Sie sich ein Gedicht aus, das Sie mögen, und lernen Sie es Schritt für Schritt auswendig. Dabei sollten Sie in kleinen Etappen vorgehen. Überfordern Sie sich nicht, indem Sie versuchen, das ganze Gedicht auf einmal zu lernen. Steigern Sie sich viel mehr in Ihrer Leistung, indem Sie zu Beginn immer nur eine oder zwei Zeilen am Tag dazulernen. Wichtig ist, dass Sie sich selbst mehrmals pro Tag abfragen. Dieses Abfragen können Sie zum Beispiel immer dann machen, wenn Sie auf dem Weg zur Arbeit sind, oder am Morgen beim Frühstück.

Übung 5: Zahlenfolge nachsprechen

Für diese Übung brauchen Sie wieder jemanden, der mit Ihnen trainiert. Die Übung besteht darin, dass Ihr Trainer Ihnen eine einstellige Zahlenfolge (also zum Beispiel: 8-5-7-9-3-2-4-1) im Ein-Sekunden-Rhythmus vorspricht und Sie dann diese Zahlen in der gleichen Reihenfolge wiederholen sollen.
Auch hier können Sie Ihre Leistungen wieder gut selbst überprüfen, indem Sie notieren, wie viele Zahlen Sie sich merken können. Für besonders Ehrgeizige gibt es dann noch die Möglichkeit, die Zahlen in umgekehrter Reihenfolge zu wiederholen.

Übung 6: Kodieren

In der Abbildung auf der nächsten Seite sehen Sie die Zahlen eins bis zehn. Jeder dieser Zahlen ist ein bestimmtes geometrisches Zeichen zugeordnet. Ihre Aufgabe ist es nun, anhand dieser Vorlage die richtigen Zeichen zu den Zahlen in der nächsten Tabelle zuzuordnen. Auch hier ist sicherlich Ihre Bearbeitungsschnelligkeit von Interesse, versuchen Sie aber auch gleichzeitig fehlerarm zu arbeiten.

1	2	3	4	5	6	7	8	9	10
>	<	[	]	◊	Δ	∩	∟	|	)

3	7	9	1	4	2	5	8	6	4
2	5	7	5	4	1	3	9	8	2
6	1	4	7	2	9	5	8	1	4
5	3	7	9	4	2	1	8	5	4
8	3	1	7	9	5	2	9	1	2

Haben Sie die Aufgabe gelöst? Dann bearbeiten Sie gleich im Anschluss die Übung 7.

Übung 7: Beiläufiges Lernen

Decken Sie die obige Tafel ab. Erinnern Sie sich noch, welche Zeichen zu welchen Zahlen gehören?

1	2	3	4	5	6	7	8	9	10

Versuchen Sie so viele Zeichen den richtigen Zahlen zuzuordnen wie möglich. Überprüfen Sie Ihre Antworten mit der obigen Tafel.

Übung 8: Rechnen in Symbolen

In der ersten Zeile der Abbildung auf der gegenüberliegenden Seite finden Sie Quadrate mit unterschiedlichem Inhalt. Das erste Quadrat hat einen diagonalen Strich von der unteren linken Ecke zur oberen rechten Ecke, ihm ist der Zahlenwert 1 zugewiesen. Im zweiten Quadrat verläuft die Diagonale in die entgegen-

gesetzte Richtung, diesem ist die Zahl 2 zugeordnet. Sie sehen also: All diesen Quadraten ist eine bestimmte Zahl zugeordnet. Im ersten Beispiel besteht das Quadrat aus den Einzelquadraten mit den Zahlenwerten 5, 8, 9 und 6. Die daraus resultierende Rechnung lautet also: 5 + 8 + 9 + 6 = 28.
In den Übungsbeispielen 7–9 werden die Quadrate übereinandergelegt, und Ihre Aufgabe besteht nun darin, die Quadrate so in die Ausgangsquadrate zu zerlegen, dass sich eine Addition ergibt.
Versuchen Sie die Aufgaben 7–9 im Kopf zu lösen, ohne dass Sie sich die Zahlen aufschreiben.

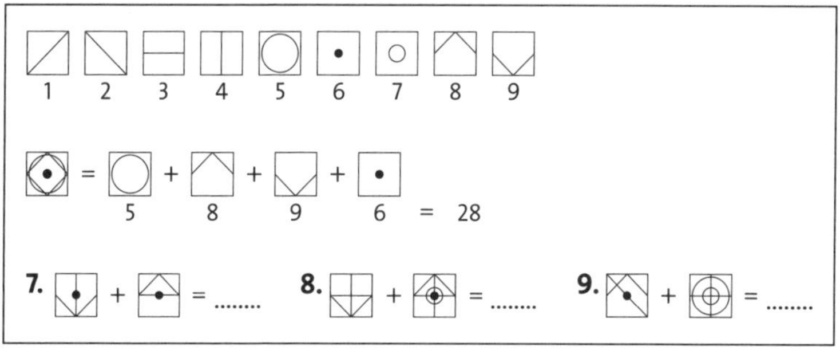

(Ettrich, 2007, S. 34f.)

Übung 9: Geschichte

Lesen Sie die nachfolgende Geschichte einmal aufmerksam durch und schreiben Sie im Anschluss alle Details, an die Sie sich erinnern können, auf ein separates Blatt Papier.

Frau Grüntor wohnt seit vier Jahren in Oberdorf, am Fuße des Semmerings. Sie hat drei Kinder, von denen eines das Gymnasium im Ort besucht, die anderen beiden gehen in die Volksschule im Nachbarort. Jeden Morgen bringt Frau Grüntor ihre drei Kinder zur Schule und fährt im Anschluss zu Ihrer Arbeitsstelle in Oberndorf, wo sie als Chefsekretärin 20 Stunden pro

Woche arbeitet. Nach der Arbeit erledigt sie für gewöhnlich die Einkäufe und kümmert sich um den Haushalt. Am 30.4.2011, als sie wie gewohnt ihre Arbeitsstelle um 14 Uhr verlässt und in ihr Auto, einen VW Golf, einsteigt, bemerkt sie plötzlich den Feuerwehreinsatz unweit ihrer Arbeitsstelle. Vier Feuerwehrleute stehen auf der Straße und diskutieren heftig mit einem jungen Mann. Da Frau Grüntor ihre Kinder aus der Schule abholen muss und sich bereits eine große Menschentraube versammelt hat, beschließt sie, diesem Vorkommnis keine weitere Beachtung zu schenken. Am nächsten Morgen, als sie die Zeitung aufschlägt, wird ihr der Grund der gestrigen Aufregung klar: Im Zirkus, der zurzeit im Ort seine Zelte aufgeschlagen hat, wurde ein Affe als vermisst gemeldet. Die Feuerwehr wurde vom Zirkusdirektor sofort alarmiert, als dessen Verschwinden bemerkt wurde. Diese machte sich auch gleich daran, den Affen zu suchen, und informierte die Einwohner aus dem umliegenden Gebiet, dass sie wachsam sein sollten und nicht versuchen sollten, den Affen einzufangen, sondern die Feuerwehr verständigen sollten. Der junge Mann, der am Tag zuvor heftig mit den Feuerwehrmännern diskutiert hatte, hatte den Affen in seiner Wohnung entdeckt, wo dieser schon ein Chaos angerichtet hatte.

Schreiben Sie nun die Geschichte auf. Versuchen Sie sich dabei an möglichst viele Einzelheiten zu erinnern. Vergleichen Sie im Anschluss Ihre Version mit den im Kasten auf der gegenüberliegenden Seite angegebenen Schlüsselworten. Wie viele Treffer haben Sie erzielt?

x	In der linken Spalte können Sie eintragen, welche Schlüsselwörter Sie in Ihrer Nacherzählung verwendet haben:
	Frau Grüntor
	vier Jahre
	Oberdorf
	Semmering
	drei Kinder
	Gymnasium im Ort
	Volksschule im Nachbarort
	Arbeitsstelle in Oberndorf
	Chefsekretärin
	zwanzig Stunden in der Woche
	Einkäufe
	Haushalt
	30.4.2011
	14 Uhr
	VW Golf
	Feuerwehreinsatz
	vier Feuerwehrleute
	diskutieren
	junger Mann
	Menschentraube
	am nächsten Morgen
	Zeitung
	Zirkus
	Affe
	Zirkusdirektor
	Einwohner informiert
	wachsam
	nicht selbst einzufangen
	in Wohnung entdeckt
	Chaos

Übung 10: Fremdwörter erkennen

Diese Übung ist ein exemplarisches Beispiel aus dem Buch „Übungsbuch Hirnleistungstraining“ *(Kasten, 2002, S. 147)*. Es hilft Ihnen, Ihr Fremdwörtergedächtnis aufzufrischen.

Tragen Sie die folgenden Fremdworte zu der dazugehörigen Beschreibung ein: Adoption, Alternative, Amputation, Antipathie, Archäologe, Aristokrat, Boykott, chaotisch, Cowboy, Delegation, Doping, Generation, graziös, Hieroglyphe, Infektion, Pharao, Phase, Pyramide, Quarantäne, Rugby, Sheriff, Sphinx, Spirituosen, Stanniol, Steak

1.	Abbruch von Beziehungen	
2.	Abneigungen	
3.	Abordnung	
4.	Abschnitt einer Entwicklung	
5.	Absperrung gegen Krankheit	
6.	Abtrennung von Arm oder Bein	
7.	Adeliger	
8.	ägyptische Bilderschrift	
9.	ägyptischer Herrscher	
10.	ägyptisches Fabelwesen	
11.	ägyptisches Grabmal	
12.	alkoholische Getränke	
13.	großes Durcheinander	
14.	ein fremdes Kind annehmen	
15.	Altersgenossen	
16.	Altertumsforscher	
17.	Aluminiumfolie	
18.	amerikanischer Polizist	
19.	amerikanischer Rinderhirte	
20.	amerikanisches Ballspiel	
21.	andere Möglichkeit	
22.	angebratenes Fleischstück	
23.	anmutig	
24.	Anregungsmittel für Leistung	
25.	Ansteckung	

Wir wünschen Ihnen viel Spaß beim Üben und erfinden neuer Übungen!

Literatur

Ettrich, C., 2007. Konzentrationsprogramm für Kinder III: Arbeitsheft für die dritte und vierte Schulklasse, Vandenhoeck & Ruprecht GmbH & Co., Göttingen.

Kasten, E., 2002. Übungsbuch Hirnleistungstraining. Material zum Training von Konzentration, Gedächtnis, Wahrnehmung, Graphomotorik, Lesen, Schreiben, Rechnen, Kreativität und Nachdenken. Löer Druck GmbH, Dortmund.

Die Diagnosemethoden

Das Zeitfenster zwischen den ersten Anzeichen von Gedächtnislücken und einer Demenzerkrankung beträgt knapp zehn Jahre, das sind zehn Jahre, die Ihnen für die Vorbeugung zur Verfügung stehen. Lassen Sie sich rechtzeitig untersuchen, es lohnt sich.

Gedächtnisuntersuchung – ein Fallbeispiel

Frau Gabriele M., 1945 geboren, berichtet: Seit längerem macht mir mein Gedächtnis Sorgen, wenn ich es genau bedenke, sicher schon seit fünf bis sechs Jahren, aber früher habe ich dem nicht so viel Bedeutung zugemessen.

Schon im aktiven Berufsleben sind mir die ersten Anzeichen aufgefallen. Früher, während des Studiums, habe ich leicht gelernt, mir neue Inhalte schnell einprägt. Seminare und Neuerungen habe ich in letzter Zeit als anstrengender empfunden. Ich brauchte viel länger als meine jungen Kolleginnen, mir Neues einzuprägen. Auch Gesichter von Geschäftspartnern und Kollegen konnte ich mir nicht mehr so gut merken, das war sehr unangenehm.

Ich hatte mit meinen Enkelkindern tolle Pläne: Spielplatz, Geige-Unterricht, Ballett, Zoo – aber nun kommt mir alles wie eine Last vor. Ich fühle mich oft überfordert und traue mich nicht, meiner Tochter zu sagen, dass mich das alles anstrengt, weil sie berufstätig ist und auf meine Hilfe baut.

Am meisten beunruhigt mich, dass keiner etwas merkt. Ich habe meinen Gatten schon wiederholt auf meine Gedächtnislücken angesprochen und er sagt immer: „Schatz, mach dir keine Sorgen, mein Gedächtnis ist auch nicht besser, das ist das Alter.“

Zuerst war ich beim Hausarzt, den ich schon lange kenne und der meine ganze Familie behandelt hat, immer zur größten Zufriedenheit. Der hat mich komisch angeschaut: „Was wollen Sie schon für Gedächtnissorgen haben." Bei den Gesundenuntersuchungen war außer leicht erhöhtem Cholesterin im Blut nie etwas auffällig. Geraucht habe ich auch nie und mein Blutdruck ist mit einem Medikament gut eingestellt. Dann hat der Arzt einen kurzen Überblickstest gemacht, bei dem ich die Höchstzahl an Punkten erreicht habe. Ich hatte den Eindruck, eine eingebildete Kranke zu sein.
Meine Mutter war im Alter sehr vergesslich. Am Anfang hat auch keiner etwas gemerkt. Ich will nicht, dass es bei mir, genauso wie bei ihr, dann irgendwann zu spät ist. Ich will niemandem zur Last fallen, ich will mein Alter selbst gestalten.
Ich habe mich für eine Gedächtnisuntersuchung angemeldet. Ich habe mir jemanden gesucht, der wirklich einen ausführlichen Test macht. Für mich war die wichtige Frage: Wie kann man gesunde Alterungszeichen von deutlichen und krankhaften Alterungszeichen unterscheiden? Ich habe gelernt, dass die subjektiv empfundenen Gedächtnisprobleme ein Vorzeichen für späteres Unheil sein können und dass man in diesem Zeitfenster das Unheil noch abwenden kann, die Risiken einschätzen und durch jährliche Wiederholungen allmählich eine seriöse Langzeitperspektive erstellen kann. Das finde ich beruhigend.
Ich habe auch gelernt, dass die Medizin das noch nicht ganz ernst nimmt. Ich habe verstanden, dass dafür die Neuropsychologie zuständig ist. Logisch, denn ich will ja nicht eine schon eingetretene Krankheit feststellen, sondern eine mögliche Krankheit verhindern.
Seit ich beim Neuropsychologen war, gehe ich zweimal in der Woche zum Gedächtnistraining. Ich habe das Gefühl, dass es

mir im Alltag sehr hilft, mir Dinge wie Namen und Einkaufslisten zu merken. Auch meine Freundin, die ähnliche Probleme hatte, geht mit, und auch sie profitiert sehr davon. Auf Anraten der Spezialisten gehe ich jetzt auch mit meinem Gatten tanzen.

Dadurch bin ich viel fitter und auch das Merken der Schritte fällt mir immer leichter. Mein Hausarzt kontrolliert meine Risikofaktoren jetzt engmaschig, damit es meinen Gefäßen gut geht, und ich ernähre mich gesund – viel buntes Gemüse, Nüsse und Samen und nur wenig rotes Fleisch. Aus meinem Problem habe ich mir einen Lebensspaß gemacht und Interessen neu entdeckt. Ich ziehe auch noch meine Freunde und meinen Mann mit. Ich bin ganz stolz auf meinen Tänzer.

Beim Checkup wurden die Risikofaktoren wie familiäre Erblichkeit, Vitamindefizite, Blutfette, Blutdruck und Blutzucker gemessen, das macht mich sicher. Ich werde mich bestimmt Jahr für Jahr um mich kümmern. Ich kenne meine Leistung und die Ergebnisse im Test. Die Neuropsychologen kennen den Normalwert in meinem Alter und was in fünf oder zehn Jahren ein altersangepasster Wert ist. Dadurch habe ich Vergleichsmöglichkeiten und kann daher genau messen, wo ich stehe, und merken, ob es abwärts geht.

Ich habe die groben Tests, die ich von meiner Mutter kannte, mit Schaudern hinter mich gebracht: Welches Jahr haben wir jetzt; in welchem Stockwerk befinden wir uns; in welcher Stadt sind wir; zählen Sie von 100 immer 7 ab ... Klar konnte ich das alles beantworten. Dann habe ich alle Tiere aufgezählt, die mir einfielen, und war ganz positiv überrascht, obwohl ich keine Tierliebhaberin bin, dass ich wirklich viele schnell wusste. Aber dann wurde es spannend, beim Türkischlernen bin ich mir nicht mehr so schlau vorgekommen und die Geschichte mit den vielen Details, die ich nacherzählen musste, hat mir auch

Schwierigkeiten bereitet, es war angsterregend. Die Diskussion des Ergebnisses war dann aber wirklich erhellend. Ich hatte ein unterdurchschnittliches Ergebnis bei den Telefonnummern, klar, ich bin absolut kein Zahlenmensch und habe schon vor 30 Jahren meinem Mann meine eigene Telefonnummer falsch durchgegeben, er hat dann Detektivarbeit leisten müssen, um herauszufinden, wie er mich für das erste Rendezvous erreichen kann. Mir war schnell klar: Der Test ist fein genug, um Schwächen zu erkennen, anstrengend genug, um wirklich Leistung zu fordern und freundlich genug, um Älterwerden für normal zu halten.

Die neuropsychologischen Untersuchungen

Die Tests

Es gibt verschiedene Tests zur Überprüfung der Gedächtnisleistung, die gesundes Altern von vorzeitigen Abbauzeichen unterscheiden

- MMSE (grober Standardtest)
- MOCA (Trennschärfe zum normalen Altern)
- SLUMS
- CERAD
- Uhrentest (Standardtest, ultraschnell)
- LGT 3 (Lifestyle-Test für subjektive Beschwerden, für die ganz Interessierten)
- AD 8
- GDS (global deterioration scale) zur Unterscheidung der einzelnen Stufen der Gedächtnisverschlechterung und zur Therapieorientierung.

Es gibt in der neuropsychologischen Diagnostik noch nicht den Standardtest, der sich durchgesetzt hat. Aber Geschwindigkeit, visuelle Fähigkeiten, Rechentests und abstraktes Denken sowie die Verarbeitung von Information sind in allen Tests rund um den Globus in Anwendung. Die Ergebnisse sind in allen guten Tests vergleichbar und bringen verlässliche Momentaufnahmen. Wichtig ist die Interpretation der Ergebnisse im Zusammenhang mit der allgemeinen gesundheitlichen Befindlichkeit des Betroffenen in ganzheitlicher Sicht.

Mit dem AD-8-Test können Sie eine grobe erste Selbsteinschätzung vornehmen:

Beurteilen Sie, ob Sie in den folgenden Punkten eine Veränderung bemerken, die in den letzten Jahren aufgetreten ist.

- ○ Hat sich Ihr Urteilsvermögen verändert? (Haben Sie z.B. falsche finanzielle Entscheidungen getroffen, Geschenke ausgewählt, die nicht für die Beschenkten passten)?
- ○ Haben Ihre Hobbys/Interessen nachgelassen?
- ○ Wiederholen Sie Geschichten, Fragen, Ansichten häufiger als früher?
- ○ Haben Sie Probleme beim Erlernen der Bedienung von neuen Geräten (Computer, Fernbedienung, Telefon, Mikrowelle)
- ○ Vergessen Sie das korrekte Jahr, den aktuellen Monat?
- ○ Vergessen Sie Verabredungen?
- ○ Haben Sie konstante Probleme mit dem Denken bzw. Ihrem Gedächtnis?

Wenn Sie eine oder mehrere dieser Fragen mit Ja beantworten, dann entspricht das nicht dem normalen Alterungsprozess. Dann sollten Sie genauer hinsehen. Es muss nicht das Gehirn sein, das nicht in Ordnung ist, es können andere Erkrankungen, auch psychische Probleme oder Krisen dahinterstecken.

Subjektive Beschwerden und milde kognitive Beeinträchtigung

In Westeuropa sind 12% der Bevölkerung zwischen 65 und 69 Jahren mit milden bis moderaten Störungen belastet. Schwere Formen machen gerade einmal 3% aus. In Ostasien zeigen erheblich weniger Menschen Abbauerscheinungen. Die Zahl liegt dort bei 4%. Die Ursache dafür ist nicht eine genetische Veranlagung, vielmehr sind der Lebensstil und Umweltfaktoren dafür verantwortlich. Die richtige Lebensweise verlängert den demenzfreien Raum eines Menschenlebens um mindestens fünf Jahre, kommt noch eine gute Genetik dazu, verdoppelt sich dieser.

Mit 89 und darüber sind 30% der Bevölkerung von einer Demenz betroffen, doch selbst das kann man verhindern, wenn rechtzeitig diagnostiziert wird.

Die Erkrankung rasch zu erkennen, noch im Stadium der subjektiven Beschwerden oder im folgenden Stadium der milden kognitiven Beeinträchtigung, ermöglicht eine Reihe von Maßnahmen, um ein weiteres Voranschreiten der Krankheit zu verhindern oder zu verzögern.

Doch die subjektiven Beschwerden sind im Diagnostik-Manual der Mediziner überhaupt nicht erfasst. Das Folgestadium der milden kognitiven Beeinträchtigung (MCI: mild cognitive impairment) ebenso wenig. Dieses Übergangsstadium, aus dem jedes Jahr 10 bis 15% in eine Demenzerkrankung übergehen, wird von den Screening-Methoden der Mediziner nicht erfasst. Die Medizin wartet buchstäblich, bis es zu spät ist.

Dabei ist bereits die milde kognitive Beeinträchtigung ein Stadium, in dem Alltagsaktivitäten betroffen sind. Dabei gehen zwar noch nicht Funktionen verloren wie der Umgang mit den Finanzen, dem Telefon, mit dem Autoverkehr, mit Terminen, mit Anweisungen, wie man von A nach B kommt, aber es ist deutlich sichtbar, dass alles kompliziert wird. Intellektuell fordernde Tätigkeiten machen Mühe, werden anstrengend und zunehmend als Stress empfunden.

Die Medizin begründet ihr Warten damit, dass man ja noch nichts in der Hand habe, um den Prozess verlässlich aufzuhalten, und die Datenlage noch nicht zulasse zu sagen, welche Maßnahme einen Abbau verhindere.

Richtiges Essen, Hirnjogging, Gedächtnistraining, körperliche Bewegung, dosierte geistige Anstrengungen sowie Radikalenfänger, Nahrungsergänzungsmittel und Medikamente sind garantiert hilfreich, wenn auch noch nicht im Einzelnen vollkommen gesichert erforscht.

Die Begründung der Medizin ist zynisch. Sie geht davon aus, dass dem Menschen Unwissenheit hilft. Das Gegenteil ist der Fall. Menschen, die wissen wollen, wo sie stehen, können mit der Benennung dessen, was das Gedächtnis belastet, und der Aufklärung darüber, was am ehesten getan werden kann, mehr anfangen als mit Unwissenheit.

Menschen, die wissen, dass das, was sie sich nicht merken, im Einklang mit dem normalen Altern ist, können gezielt an Schwächen arbeiten, sich anstrengen und die Plastizität ihres Gehirns noch einmal herausfordern.

Diejenigen, die wirklich Abbauzeichen haben bzw. haben werden, können das ebenfalls. Ein trainiertes Gehirn ist immer im Vorteil gegenüber einem untrainierten. Deshalb bezieht man auch in der Diagnostik die Ausbildungsjahre und die Gesamtzahl der Lernzeiten eines Patienten mit ein.

Wissen ist Macht, das wird auch die Medizin nicht ändern. Traditionell ist Medizin aber eine Machtdemonstration – machen Sie die Gegendemonstration. Die Alten haben sich bei Stuttgart 21 eingemischt, mischen Sie sich auch ein, wenn es um Ihre eigene Gesundheit geht.

Eine rechtzeitige Diagnose gibt den Betroffenen Zeit, sich zu organisieren, sich vorzubereiten, Wünsche und Vorstellungen zu klären und Fehler zu vermeiden. Vor allem gewinnen sie Zeit, um ggf. eine notwendige Pflege, die finanzielle Gestaltung und ein Leben in Würde zu organisieren.

Die instrumentellen Untersuchungen

Die Mediziner müssen die neuropsychologischen Untersuchungen mit instrumentellen Untersuchungen, die den Kopf betreffen, ergänzen: konkret mit einer Gehirnstrommessung, einer Magnetresonanz, einer Halswirbelsäulen-Analyse, einer Durchblutungsmessung der Kopfarterien (Doppler-Schall der Aorta) und einer Schlafanalyse sowie einer Bestimmung des Zahnstatus und der Nebenhöhlen, um körperliche Ursachen für Konzentrationsstörungen auszuschließen.
Im Einzelfall kann auch eine Gehirnwasseruntersuchung notwendig werden, um giftige Stoffwechselprodukte nachzuweisen.
Eine körperliche Untersuchung nimmt das Blut ins Visier. Im Blut können Mineralstoffe und Vitamine gemessen werden, ebenso verschiedene Risikofaktoren (Leberwerte, Nierenwerte, Entzündungszeichen, Blutzusammensetzung für die richtige Sauerstoffverarbeitung, Zucker, Viren, immunologische Informationen, Herzstoffwechsel, Muskelstoffwechsel, Tumorrisiko) und andere Belastungen. Die Harnanalyse ergänzt diese Untersuchung.

Die Untersuchung der Sinnesorgane

Auch Augen und Ohren müssen untersucht werden. Für die Augen wird meist besser vorgesorgt als für die Ohren. Mit schönen Brillen kann man sich schmücken, mit Computerbrillen kann man besser arbeiten und deshalb zahlt sie auch der Arbeitgeber. Auch zahlt die Krankenkasse einen Beitrag zu Brillen. Bei Hörgeräten ist das nicht der Fall. Man trägt ein Hörgerät nicht stolz diamantgeschmückt im Ohr, obwohl eigentlich nichts dagegen spricht, außer dem Preis. Man wartet mit dem Hörgerät meist, bis es zu spät ist. Dann sind jedoch viele Hirnzellen im Hörbereich des Gehirnes bereits abgestorben und lassen sich nicht oder nur sehr schwer wiederbeleben.

Gehen Sie zum Ohrenarzt und machen Sie einen Hörtest. Wenn Sie eine Hör-Beeinträchtigung haben, bestehen Sie auf Abhilfe. Man sieht das durchsichtige Schnürchen, das in Ihr Ohr führt, nicht, und selbst wenn man es sieht, ist das nicht schlimm: Dem Gegenüber fällt nicht die Taubheit auf, sondern das wache Verständnis.

Geruch und Geschmack sind ebenfalls wichtige Sinnesorgane, die Hinweise geben können auf mögliche Probleme. Wenn der Geruchssinn nachlässt, was man mit Riechproben in jeder neurologischen Praxis nachweisen kann, dann muss auf Parkinson untersucht werden, weil diese Beschwerden entsprechende Vorboten sein können. Die Schulung von Geschmacks- und Geruchssinn bewirkt wiederum eine gesündere Lebensweise. Und Sie essen nicht für den Bauch, sie essen für das Gehirn.

Es ist manchmal erschütternd, wenn jemand im Blindverkostungstest einen Ledergeruch nicht von Zitrone unterscheiden kann, Pfirsichgeruch mit Pizzageruch verwechselt und frische Erdbeeren erst gar nicht erkennt. Doch Geschmacks- und Geruchssinn kann man trainieren, nach ein paar Trainingseinheiten können dann schon Limonen von Zitronen unterschieden werden, und bei Gewürzmischungen erkennen die Probanden, ob Paprika darin enthalten ist oder nicht, Zimt oder Kardamon, echte Vanille oder synthetische.

Die Suche nach Schmerzverursachern

Zur Gehirnuntersuchung gehört auch eine Bewegungsanalyse, denn ein gesunder Bewegungsablauf ist unerlässlich für die Freude an der Bewegung und die Möglichkeit, im Bauch und im Rücken Kraft zu haben. Wenn die Knochen den Körper tragen und den Kopf ordentlich auf dem Hals halten sollen, dann braucht es dazu Muskulatur und Haltung. Mit Schmerzen kann man nicht aufrecht gehen. Deshalb ist in der körperlichen Untersuchung die Suche nach Schmerzverursachern wichtig. Dazu braucht man manchmal Unterstützung aus anderen Bereichen, etwa von Podologen, Physiotherapeuten, Arbeitsmedizinern, Fitnesstrainern und Yogalehrern.

Ein Fallbeispiel:
Kopfschmerzen und manchmal stechende Schmerzen im Rücken machen Verena Schwierigkeiten. Sie mag oft gar nichts unternehmen, weil beim Bummel in der Stadt oder beim Spazierengehen mit einer Freundin immer wieder Kopfschmerzen auftreten und die Freude trüben. Nie wäre sie auf die Idee gekommen, dass die Ursache für ihre Kopfschmerzen im rechten Mittelfuß liegt. Dazu die Geschichte: Vor zehn Jahren hatte sie nach ihrer letzten Schwangerschaft, bei der sie zu viel zugenommen hatte und ihr Übergewicht dann nicht mehr richtig losgeworden war, den rechten Mittelfuß überbeansprucht und es war zu einem sogenannten Ermüdungsbruch gekommen. Während der Schwangerschaft und in der stressigen Zeit danach hatte sie nicht weiter auf die Schmerzen im rechten Fuß geachtet und nichts von diesem Bruch gewusst. Eine Weile danach hatte das rechte Knie zu schmerzen begonnen. Sie versuchte das Knie irgendwie zu schonen, allerdings kam es dadurch im linken Beckenbereich, wo der Oberschenkel im Gelenk sitzt, zu einer Überbeanspruchung und ein Schleimbeutel hatte sich entzün-

det. Sie bekam Infiltrationen in die Hüfte und schonte sich weiter, was aber nicht wirklich hilfreich war. Wieder einige Zeit später kamen Rückenbeschwerden hinzu, die so stechend waren, dass sie sie nicht ignorieren konnte, und schließlich auch noch Kopfschmerzen. Wegen der Rückenschmerzen suchte sie einen Podologen, einen Fußspezialisten, auf. Die Untersuchung ergab: Die Wirbelsäule war den Schmerzen ausgewichen und stand in sich schief. Dies wiederum beleidigte die Halswirbel und engte die Durchblutung ein. Gegen Kopfschmerzen Einlagen tragen? Eine absurde Idee? Ganz bestimmt nicht. Der Podologe war hartnäckig. Er erklärte ihr: Es ist notwendig, den Gang zu analysieren, zu untersuchen, wie die Füße auf dem Boden stehen, die Schulter- und Beckenachse in Beziehung zu setzen und die Reibepunkte der Knochen im Bewegungsablauf zu studieren. Trägt man noch dazu Schuhe, die die Schiefstellung verstärken, wird der Rückenschmerz leicht ein dauerhafter. Der Versuch, Schmerzen zu vermeiden, führt zu Fehlhaltungen, zur Vermeidung von Bewegung und zu Gewichtsproblemen. Das Gewicht wiederum drückt auf den Mittelfuß ... und schon ist der Teufelskreis in Gang.

Nach einer gründlichen Analyse des Körpergerüstes, des Fettanteiles und des Muskelanteiles wurde für Verena ein Trainingsprogramm samt Zeitplan erstellt. Er lautete: Mobilisierung der gefährdeten Gelenke, Dehnung der verkürzten Muskeln, Kräftigung von Schultergürtel und Rückenbereich. Mit einem Yogalehrer und einem Fitnesstrainer ließe sich das umsetzen, wenn Verena bereit sei mitzumachen. In drei Monaten könne viel erreicht werden, sagte der Podologe.

Verena hat sich überwunden und Einlagen für die Schuhe gekauft. Nach einem Monat hat sie sich sogar Maßsportschuhe gekauft und genießt den schmerzfreien Zustand. Sie weiß jetzt: Bevor der Schmerz kam, war die Erschöpfung da gewesen, und davor noch die Unlust und die Ermüdung. Um das Unlustgefühl zu vertreiben, wollte sie sich Belohnungen gönnen, aber da war sie leider nicht sehr einfallsreich gewesen, es waren ihr zur Belohnung immer nur Essen und ein Bier eingefallen. Jetzt fielen ihr auch andere Belohnungen ein: in den Tiergarten gehen, einen Tanzabend mit ihren Freundinnen veranstalten – eine Bauchtanzlehrerin fand sich bald und das gemeinsame Beckenkreisen hatte etwas Verbotenes, aber, noch viel wichtiger: etwas, Selbstbewusstes, Eigenes, Lustvolles.

Dann geht's in die Details: Ist genug Folsäure, Vitamin B_{12}, Vitamin D und C vorhanden? Ein Mangel an Vitamin D bedeutet immer auch einen Mangel an Kalzium im Organismus. Ein Viertel der Bevölkerung hat zu wenig Vitamin D im Blut, doch diese Untersuchung wird routinemäßig nicht gemacht und auch von der Krankenkasse nicht bezahlt. Die teure Osteoporose-Behandlung wird dann schon bezahlt. Ist das sinnvoll? Nein, es ist wieder ein Beweis, dass die Medizin wartet, bis es zu spät ist.
Vitamin D ist wichtig, um Osteoporose zu verhindern, ein Problem, das auch Schmerzen verursachen kann, allerdings erst, wenn es schon zu spät ist.

Zahnhygiene und Hirngesundheit

Zur Hirngesundheit gehören auch gesunde Zähne. Viele Menschen haben Zahntaschen, entzündete Zahnhälse und schlechte Zähne, die Entzündungsherde aufweisen. Es ist sinnvoll, zweimal im Jahr eine professionelle Mundhygiene durchführen zu lassen, mit Fluorhärtung der Zähne und Paradontosevorsorge, doch diese wird von der Krankenkasse nicht bezahlt. Die Antibiotikabehandlung der im ganzen Körper dann verstreuten Bakterien und eine Entzündung des Herzmuskels bezahlt die Krankenkasse jedoch schon. Ist das sinnvoll? Nein.

Für gesunde Zähne und Zahnfleisch müssen Sie selbst sorgen, wenn Sie nicht wollen, dass Ihr Körper mit Bakterien und Viren belastet ist. Neben dem täglichen Zähneputzen sollten Sie die Zahnzwischenräume auch täglich mit Zahnseide reinigen, denn sonst siedeln sich unweigerlich Bakterien an. Doch nur 1% der Bevölkerung tut das, und nur 5% wechseln alle drei bis vier Monate ihre Zahnbürste aus.
Was haben die Zähne mit der Hirngesundheit zu tun? Sehr viel, denn Entzündungen im Körper halten die Virusbelastung hoch, beschäftigen das Immunsystem und die Blut-Hirn-Schranke, die für ein gesundes Gehirn notwendig ist. Es gelangen eher Schadstoffe ins Gehirn, wenn es im Mund- und Gesichtsbereich vor Bakterien wimmelt. Der menschliche Mund enthält mehr Bakterien und Viren als eine Hundeschnauze. Und wir wissen, wohin die Hunde ihre Nasen stecken.

Hautgesundheit

Die Virusbelastung insgesamt niedrig zu halten ist wichtig. Das heißt, auch der Hautarzt sollte einen gesundheitsbewussten Menschen regelmäßig zu Gesicht bekommen. Nicht nur, um die gefürchteten Melanome zu vermeiden, sondern vor allem um die Viren- und Pilzbelastung gering zu halten und damit das Immunsystem zu schonen. Ich will nicht behaupten, dass Fußpilz und Warzen blöd machen, aber beide binden wertvolle Kapazitäten, die Sie im Ernstfall zum Beispiel für Virenangriffe in Grippezeiten brauchen. Warzen haben viele Virenkolonien, deshalb gehören sie entfernt. Fußpilz ist nicht nur hässlich, sondern belastet den Körper laufend, deshalb sollte er unbedingt saniert werden. Wir brauchen eine intakte Hautbarriere, um ein intaktes Immunsystem zu haben.

Die Bedeutung von Hormonen

Das Gedächtnis kann auf vielerlei Arten beeinträchtigt werden, zum Beispiel auch, wenn der Hormonhaushalt nicht in Ordnung ist. Die Schilddrüse ist lebenswichtig für ein reibungslos funktionierendes Gedächtnis. Sie sollte regelmäßig mittels Hormontests im Blut auf ihre richtige Funktion überprüft werden. Auch Geschlechtshormone sind nicht nur für die Geschlechtsorgane bestimmt. Sie entscheiden über Energiehaushalt, Stimmung, Motivation und Kraft für den Alltag. Testosteron-Mangelzustände können zu schweren Beschwerden im Energiehaushalt führen, Östrogenmangel zu Weinerlichkeit und Regel- oder Wechselbeschwerden. Auch hier hat die Vorsorge große Bedeutung. Es ist notwendig, eine genaue Analyse der psychischen Auswirkungen eines Hormonmangels mit möglichen Krebsrisiken in Beziehung zu setzen und eine maßgeschneiderte Therapie zu empfehlen. Eine vernünftige Hormontherapie kann ein Segen sein, eine radikale Anti-Hormontherapie in der Nachsorge von Tumorerkrankungen kann einen Vollangriff auf die psychische Gesundheit bedeuten: Es braucht eine gute Zusammenarbeit zwischen den Spezialisten und einen mündigen Patienten, der nicht leiden will, sondern Hilfe verlangt.

Sie sollten über die Einnahme von Hormonen nicht nur in Zusammenhang mit „schöner Haut" oder Wechselbeschwerden nachdenken, sondern auch in Zusammenhang mit der seelischen Gesundheit, und da braucht es wirklich eine gute individuelle Beratung.

Herzgesundheit

Ebenso wichtig sind die Herzuntersuchung und die Ermittlung des Trainingszustandes und der Anpassungsfähigkeit des Herzens an die Umwelt.

Um den Trainingszustand zu ermitteln, verwendet man die Ergometrie. Beim Test auf dem Fahrrad wird sehr schnell deutlich, wie gut eine Beschleunigung des Pulses möglich ist, wie das Herz darauf reagiert und ob der Betreffende in der letzten Zeit zu Hause häufiger die Treppe hochgestiegen ist oder immer mit dem Lift fährt. Das lässt Rückschlüsse auf die körperliche Grundlage der Gesundheit zu.

Wenn EKG und Ergometrie in Ordnung sind, die Blutfette und der Blutzucker im gesunden Bereich, dann kann organisch nicht viel passieren.

Der Blutdruck sollte möglichst im Bereich 130/80 sein, damit die Gefäße nicht unnötig strapaziert werden, ihre Elastizität nicht leidet und kleine Äderchen, die über die Durchblutung im Gehirn entscheiden, nicht unter Druck kommen.

Die Herzfrequenz muss variabel und schnell anpassungsfähig sein. Wenn die Herzfrequenz auf belastende Situationen nicht richtig reagiert, ist das Herz psychisch-vegetativ nicht flexibel genug.

Sehr häufig sind pflichtbewusste, perfektionistische Menschen ständig auf 180 und immer am Drücker. Sie können sich nicht ruhig niedersetzen und jede Unterhaltung mit dem Chef wird zur Staatsaffäre. Entspannung ist da unmöglich. Die vielen „Aufreger" lassen das Herz gar nicht zur Ruhe kommen, es ist immer im Anspannungsbereich. Auch der Schlaf ist unruhig, Herzklopfen, Aufregung und unruhig kreisende Gedanken treten immer wieder auf. Bei längeren Messungen kann man feststellen, welche Aufreger dafür verantwortlich sind, wann die Herzfrequenzvariabilität in Wallung gerät, und auf diese Weise ein Vorstadium eines Burnout messen. Genauso kann man messen, wenn das Herz gar nicht mehr variabel reagiert, sich nicht mehr auf eine angespannte Situation einstellt und damit Stressverarbeitung unmöglich macht. Je mehr Klarheit über An-

passungsprobleme des Herzens besteht, desto eher kann man mit körperlichem Training, Entspannungstraining, mit Yoga oder Suggestion oder mit Medikamenten gegensteuern und die Herzgesundheit und Stressabwehr schulen.
Die Messung der Herzfrequenzvariabilität kann natürlich auch zu Hause über mehrere Tage gemacht werden. In diesem Fall werden die Messungen danach elektronisch ausgewertet und es wird analysiert, ob die Balance von An- und Entspannung passt.

Rauchen ist Gift

Ein Horror für die Hirndurchblutung ist das Rauchen. Nicht nur die Haut wird fahl und runzlig. Die kleinen Arterien werden schlecht durchblutet und sterben ab – die Hirnschrumpfung beginnt. Die einzig sinnvolle Maßnahme: Hören Sie sofort auf zu rauchen.
25% der Raucher leiden an einer Demenz, die auf Durchblutungsstörungen zurückzuführen ist. Das ist das doppelte Risiko im Vergleich zu Nichtrauchern. Nur wenn Sie weniger als fünf Zigaretten pro Tag rauchen, ist dieses Risiko nicht gegeben.

Schlafen will gelernt sein

Das Schlaf-EEG, das einem Patienten heute als Hightech-Messgerät für die Messung zu Hause im eigenen Bett zur Verfügung steht, gibt Auskunft über die Schlafarchitektur. Die eineinhalb Stunden langen Schlafzyklen, die zunächst mit Tiefschlaf beginnen und dann über leichtere Schlafstadien bis in den Traumschlaf gehen sollten, um dann wieder mit Tiefschlaf fortzusetzen, geben darüber Auskunft, ob der Patient einen „gesunden Schlaf“ hat. Die einzelnen Schlafelemente sind notwendig, um Reparaturvorgänge im Körper zuzulassen, Traumverarbeitung zu gestatten und Stimmungstiefs zu vermeiden. Wenn die

Schlafelemente vertauscht sind, z.B. statt Tiefschlaf gleich Traumschlaf auftritt, dann ist der Mensch depressiv. Wenn kein Tiefschlaf vorhanden ist, dann ist keine Erholung möglich. Ist Tiefschlaf erst in der Früh vorhanden, dann ist ein Aufstehen fast nicht möglich. Störfaktoren wie Licht, Lärm, Brummen im nicht hörbaren Bereich, Schnarchen, das eigene oder das des Partners, Schichtarbeit, Trauer, Isolation – es gibt vieles, was den Schlaf stören kann.
Schlaf ist anfällig für „falsches Timing". Man wird müde, wenn man wach sein soll, man ist wach, wenn man einschlafen soll. Hinter so einem falschen Timing stecken meist Ängste, Stimmungsschwankungen, zu viele unerledigte Aufgaben, Sinnkrisen oder andere Energiefresser. Auch Medikamente können den Schlaf stören. Einfach Schlafmittel zu schlucken ist nie schlau, vor allem deshalb nicht, weil dies das Gedächtnis, die Merkfähigkeit und die Konzentration stören kann.

Risikofaktor Depression

Ein klarer Risikofaktor für Demenzerkrankungen ist eine depressive Erkrankung, besonders wenn sie im Alter auftritt. Es scheinen hier ähnliche Prozesse in Gang zu kommen, die sich gegenseitig negativ beeinflussen, weil depressive Erkrankungen den geistigen Abbau fördern können, oder aber ein Vorzeichen dieses Abbaus sein können. Beide Erkrankungen greifen die gleichen Nervenstrukturen an, sie lassen die Nervenzellen im Hippocampus schrumpfen und absterben. Viele Medikamente können eine negative Wirkung haben und den Aufbau der Nervenzellen behindern, andere wieder fördern den Wiederaufbau, wie z.B. Antidepressiva. Narkosemittel, Asthmamittel und Kortison können schädlich sein. Bewegung und Licht haben einen Schutzeffekt und sollten als Hilfsmittel keinesfalls unterschätzt werden.

Eine Depression ist deshalb so gefährlich, weil sie jegliche Kontaktaufnahme zunichtemacht. Die Basis des Lebens ist aber die Kontaktaufnahme. Depressiv ist man sozusagen lebendig tot. Behandlung ist deshalb unbedingt nötig. Mit Fragebögen können Sie selbst einschätzen, ob Sie zum Arzt müssen oder nicht. Depression kann sich als Demenz verkleiden und ist hervorragend behandelbar.

Wie viele Untersuchungen sind notwendig?

Eine Untersuchungsaufzählung muss immer unvollständig sein, weil die Diagnostik immer ein Entscheidungsbaum ist, den man immer nur so weit hinauf oder hinunterklettert, wie es nötig ist. Zu viel zu machen ist nicht sinnvoll, weil belastend, zu wenig ist nicht sinnvoll, weil nicht genau genug. Die Dosis ist auch hier das Maß der Dinge. Eine genaue Beschwerdeschilderung, eine genaue Beschreibung der Symptome ist bei weitem sinnvoller als Ganzkörperscans ohne genaue Fragestellung. Mit einer Arbeitshypothese geht man in eine Untersuchung, mit Hilfsinstrumenten sollte man eine Antwort darauf finden. Erfahrene Ärzte wissen aus der Geschichte des Patienten, was das Labor antworten wird, wissen, was im EKG zu finden sein wird, die Untersuchungen sind die Arbeitsgrundlage und eine Rückversicherung für Arzt und Patient. Das Gespräch ist die Voraussetzung dafür, dass überhaupt sinnvolle Arbeitshypothesen entstehen und der Patient nicht unnötig im Kreis geschickt wird. Sie haben einen guten Arzt gefunden, wenn er Ihnen genau zuhört und Sie nicht den Eindruck haben, dass nun alles und jedes untersucht wird. Ein guter Arzt hört sich Ihre „Wehwehchen" aufmerksam an, merkt sich die Probleme, lässt die notwendigen Untersuchungen machen und zieht Kollegen bei, wenn seine Hypothese nicht stimmt und Fragen offen geblieben sind.

80% der Demenzerkrankungen sind Alzheimer-Erkrankungen. 60% davon sind reine Alzheimer-Erkrankungen, 20% eine Lewy-Body-Variante, die sich mit Halluzinationen, Fantasien, Misstrauen und Schlafstörungen ankündigt.
Nur 5% beginnen früh, also im Alter zwischen 50 und 60 Jahren. Der überwiegende Teil tritt erst im hohen und höchsten Alter auf.
Demenzerkrankungen unterscheiden sich grundlegend vom gesunden Alterungsprozess. In den Gehirnen von Demenzkranken finden sich Wellenstrukturen, die vor allem im Hippocampus-Bereich, in den Brodman-Arealen und im Temporallappen (Schläfenlappen) zu finden sind. Diese Wellenstrukturen sind Zeichen von Nervenzelluntergängen. Außerdem sind abnormale Ablagerungen von Stoffwechselprodukten zu finden. Diese Stoffwechselprodukte werden Plaques genannt und beinhalten Amyloid, das nicht richtig produziert wurde und daher nicht richtig abtransportiert werden kann.
Der Zellschwund ist um 30% größer, die Nervenverbindungs-Netzwerke sind um 45% geringer als bei Gesunden. Die Reparaturvorgänge reichen nicht mehr aus, und die Nervenschutzwirkung der Stoffwechselvorgänge ist zunehmend unzureichend.
Fieberhaft wird mit wissenschaftlichen Hilfsmitteln daran gearbeitet, Stoffe für die Reparatur und für den Abtransport falsch zusammengesetzter Eiweiße zu entwickeln, immer in der Hoffnung, wieder einen Baustein in der Hand zu haben, der eine Schutzfunktion ausüben kann. Noch ist es jedoch nicht gelungen, den einmal in Gang gesetzten falschen Stoffwechsel zu stoppen oder zu verhindern.
Doch verzögernde Maßnahmen sind identifiziert. Es sind viele Untersuchungen im Gange, die versuchen, den einen oder an-

deren Reparaturvorgang zu durchschauen und zu beeinflussen – mit vielversprechenden Ergebnissen.

Die Behandlungsversuche sind am ehesten erfolgreich, wenn ein Frühstadium der Erkrankung mit weniger als 30% Zellschwund und geringen Mengen an giftigen Stoffwechselprodukten behandelt wird.

Therapie-Optionen

Wichtiger Hinweis: In diesem Kapitel werden verschiedene Behandlungsverfahren und auch Medikamente beschrieben. Nehmen Sie keine Medikamente ohne klare Anweisung Ihres Arztes und halten Sie sich an die von ihm verschriebene Dosis. Falls Sie wegen anderer, ev. chronischer Krankheiten in Behandlung sind, ändern Sie nichts an der Therapie, ohne das mit den behandelnden Ärzten abzusprechen. Sagen Sie Ihrem Arzt auch, was für andere Medikamente Sie einnehmen und besprechen Sie allfällige Nebenwirkungen mit ihm.
Falls Sie Beschwerden haben, wie sie in diesem Buch beschrieben sind, doktern Sie nicht an sich herum, sondern gehen Sie zum Arzt, um die Beschwerden abzuklären, eine klare Diagnose zu erstellen und ggf. eine Behandlung einzuleiten.

1. Stufe: Keine subjektiven Beschwerden, keine Defizite, die im klinischen Interview zu sehen sind

In dieser ersten Stufe besteht die Therapie in reinen Vorbeugungsmaßnahmen. Ab dem Alter von 50 Jahren sollten Sie sich regelmäßig körperlich untersuchen lassen und Ihren Lebensstil wie in den Kapiteln „Genussvoll und gesund essen“ und „Bewegung macht fit im Kopf“ optimieren.
Das Ziel dabei ist, selbstbestimmt auf Herz und Verstand zu vertrauen und den Mut zu haben, den eigenen Lebensstil in Frage zu stellen. Man sollte sich nicht als „noch nicht krank“ begreifen, sondern sich selbst etwas wert sein und die natürliche Regeneration möglichst unterstützen.

Blutdruck: Der Blutdruck soll normal sein. Wenn er zu hoch ist, soll er vom Arzt optimal mit Diuretika (harntreibenden Mitteln) und ACE-Hemmern eingestellt werden.
Beispiele für Wirkstoffe in Diuretika: Thiazid, Chlorthalidon, Hydrochlorothiazid
Beispiel für Wirkstoffe in ACE-Hemmern: Elanopril, Captopril, Lisinopril, Rampipril
Diese Blutdruckmittel eignen sich gut bei Bluthochdruck, nach einem Herzinfarkt, bei Herzinsuffizienz und nach Herzmuskelentzündungen. Bei Bevölkerungsgruppen, die mit diesen Medikamenten den Blutdruck gut beherrscht haben, ist die Schutzfunktion für das Gehirn gesichert.
Achten Sie darauf, dass der Blutdruck in der Nacht nicht zu sehr sinkt, denn dieses „dipping" kann zu Minderdurchblutung und Leistungsabfall führen.
Seien Sie anspruchsvoll sich selbst gegenüber. Sie müssen sich bewegen, richtig essen, und der Arzt muss ein Blutdruckmittel finden, das bei Ihnen keine Nebenwirkungen erzeugt. Männer müssen darauf bestehen, dass die Sexualität nicht leidet, Frauen müssen darauf bestehen, dass sie nicht dick werden und die Haut keine Flecken bekommt. Am besten, man streitet sich mit dem Arzt so lange konstruktiv, bis ein Medikament gefunden ist, das keine Nebenwirkungen verursacht. Delegieren Sie das Problem nicht an den Arzt und an eine Pille, um ausreichende Bewegung und gesunde Ernährung müssen Sie sich selbst kümmern. Nebenwirkungen von Medikamenten müssen Sie dem Arzt berichten und sich nach Alternativen erkundigen.

Blutfette: Wenn im Blut zu viel Blutfett vorhanden ist, lagert sich das Fett allmählich an den Gefäßwänden ab und verursacht Entzündungen, eine Verengung und Versteifung (Verkalkung) der Gefäße. Bei den Demenzerkrankungen im höheren Alter

finden sich zu 75% Mikrogefäß-Schäden und zu 50% Hirninfarkte. Das heißt, die Gefäßsituation ist entscheidend für das Demenzrisiko im hohen Alter. Gefäßprobleme sind sehr häufig mit Abbauproblemen kombiniert. Rechtzeitig für normale Blutfettwerte zu sorgen, ist 30 Jahre später ganz wesentlich dafür, ob eine Demenzerkrankung auftritt oder nicht.
Die Untersuchung eines genetisch bedingten Risikos einer Apolipoprotein-E4-Polymorphie (Cyp 46-Polymorphismus) sollte zur Gesundheitsprävention gehören und das Cholesterin rechtzeitig gesenkt werden, wenn diese genetische Variante vorhanden ist.
Gesunde Ernährung und Bewegung halten die Blutfette im Zaum. Der Lebensstil sorgt ganz wesentlich dafür, die Gefäße zu schützen. Sie müssen wissen, wofür sie spazieren gehen.
Lassen Sie Ihren Arteriosklerose-Index bestimmen, damit Sie wissen, ob Sie im grünen Bereich sind und bleiben. Man kann auch zweimal am Tag spazieren gehen, wenn man damit seiner Demenz davonläuft.

Blutzucker: Zucker im Blut verdirbt alles. Der Blutzucker muss mit gesunder Ernährung und mit Bewegung reguliert werden. Machen Sie alles, um erhöhten Zucker zu vermeiden, Sie schaufeln sich sonst das Grab mit Messer und Gabel. Wenn Sie einen juvenilen Diabetes haben, dann haben Sie damit umgehen gelernt und wissen um die Wichtigkeit der genauen Kontrolle und die Bedeutung der Ernährung. Zu meinen, Sie könnten Ihren Lebensstil mit Übergewicht und wenig Bewegung beibehalten, bedeutet, die Demenz mit mehr als 50% Wahrscheinlichkeit zu riskieren. Die Männer werden darüber hinaus mit 60 oder knapp danach auch noch mit Impotenz bestraft. Der Penis ist die Antenne des Herzens, Herzkrankheiten und Herzprobleme folgen auf dem Fuß. Ändern Sie unbedingt etwas an Ihrem

Lebensstil. Wenn Sie es nicht tun, bekommen Sie Durchblutungsstörungen in den Beinen. Lungeninfarkt und die Schaufensterkrankheit drohen. Sie müssen dann, als ob Sie Schaufenster betrachten wollten, alle 50 m vor Schmerzen stehen bleiben.

Überprüfung von Medikamenten

Benzodiazepine: Diese kleinen Seelentröster, die häufig und oft viel zu lange eingenommen werden, werden zwar gut vertragen, führen aber zu Konzentrations- und Gedächtnisproblemen, nicht gleich, sondern nach Langzeitgebrauch. Setzen Sie die Medikamente ab, nicht abrupt, sondern allmählich, gehen Sie den Ängsten, den Schlafproblemen, den Stresssymptomen auf den Grund, ein gesundes Gedächtnis dankt es Ihnen.
Zu diesen Medikamenten gehören: alle gängigen Schlafmittel (häufig verwendete Wirkstoffe: Zoldem, Zolpidem, Diazepam, Triazolam) und Beruhigungsmittel (häufige enthaltene Wirkstoffe: Alprazolam, Bromazepam, Diazepam, Lorazepam, Oxazepam), alles Mittel, die in der Gebrauchsinformation vermerken, dass keine Maschinen bedient werden sollen, dass man nicht Auto fahren soll und dass das Medikament nicht länger als 14 Tage eingenommen werden soll.
Anticholinergika: Diese Medikamente stören das Gedächtnis. Vermeiden Sie sie wenn irgend möglich. Sie werden bei überaktiver Blase, bei Inkontinenz, in der Asthmatherapie und bei chronisch obstruktiven Lungenerkrankungen (COPD) eingesetzt. Versuchen Sie mit Ihrem Arzt diese Medikamente durch andere zu ersetzen.

Wählen Sie einen Lebensstil, der Ihr Hirn schützt

Kein Rauch: Rauchen Sie unter keinen Umständen, hören Sie sofort auf.

Kein Alkoholmissbrauch: Genießen Sie ein bis zwei Gläser Wein am Tag, auch schon mal drei, wenn Sie ein Mann sind, aber meiden Sie höhere Dosen.

Geistige Anregung statt dummem Hirnjogging: Je mehr Sie lernen, je mehr Sie sich mit vielen Dingen und vielen Menschen beschäftigen, desto besser funktionieren Ihr soziales Netzwerk und Ihr Gehirn. Strengen Sie sich täglich an, etwas Neues zu erfassen und etwas Anstrengendes zu tun.

Körperliche Anstrengung: Muskeln sind nicht nur dazu da, Ihre Beweglichkeit und Sicherheit beim Stufensteigen zu erhalten und deshalb auch nicht auf den Kopf zu fallen. Die körperliche Fitness beeinflusst auch Ihren Geisteszustand.

Grundkrankheiten gründlich behandeln: Gesunder Schlaf ist notwendig, um das Gehirn zu regenerieren, mit den Hormonen (Schilddrüse, Testosteron, Östrogene) muss alles in Ordnung sein, der psychische Zustand muss in der Balance sein. Energie, Stimmung und Spaß am Alltag gehören zur Gesundheit. Die psychische Gesundheit entscheidet, ob sie gesund altern oder dahinkränkeln. Sorgen Sie für Ausgeglichenheit und gehen Sie gegen Ängste, Depression und Apathie beherzt mit Hilfe von Spezialisten vor.

Schwere körperliche Erkrankungen so rasch wie möglich behandeln und sanieren: Gleichgültig, ob es eine Krebstherapie mit Chemotherapie oder Radiotherapie ist, eine Nierenerkrankung, Leberstörungen oder Infektionen und chronische Entzündungen, versuchen Sie so gründlich wie möglich dagegen vorzugehen, denn jeder Baustein, der wackelt, gefährdet das ganze System. Eine körperliche Erkrankung ist auch immer ein Risiko für Ihr Gehirn.

2. Stufe GDS: Subjektive Beschwerden und Gedächtnisdefizite

In der zweiten Stufe treten meist folgende Beschwerden auf:

a) Man vergisst, wo man vertraute Dinge hingetan hat.

b) Man vergisst Namen, die man sehr gut kennt.

Im Interview mit dem Arzt gibt es in der 2. Stufe keinen objektiven Hinweis auf Gedächtnisprobleme und kein objektives Defizit in der Arbeit oder in sozialen Situationen.

Es ist angebracht, diese subjektiven Beschwerden ernst zu nehmen, und es ist notwendig, die Symptome neuropsychologisch zu untersuchen.

Zur Behandlung sind alle oben genannten präventiven Maßnahmen nötig.

Neuropsychologische Untersuchung

Neuropsychologische Testung: Die feinen Tests können unterscheiden, ob es sich um einzelne Störungen handelt oder aber mehrere Bereiche erfasst sind und viele Tests nicht mehr ganz gut durchgeführt werden können. Je mehr Subtests auf Probleme hinweisen, desto mehr Gedanken muss man sich machen.

Schlaf-EEG: Das Schlaf-EEG zeigt, ob z.B. eine Schlafapnoe vorliegt, ob kein Tiefschlaf erreicht wird oder ob ein depressives Schlafmuster vorliegt. Depression kann eine Leistungsbeeinträchtigung vortäuschen.

MRT (Magnetresonanz-Tomografie): Im Mediotemporal-Bereich (Schläfenlappen) sucht man nach Abbauzeichen. Diese Zeichen sind früher zu sehen als im Interview zu bemerken. Das MRT ist sehr gut verwendbar, um Aussagen zu machen, wenn man die Untersuchung nach ein oder zwei Jahren wiederholt. Eine

Veränderung im MRT ermöglicht es dann, über Verlauf und Aussichten zu sprechen.
EEG: Wenn im EEG vermehrt Thetawellen und langsamere Rhythmen auftreten, dann ist das ein Zeichen, dass Abbauprozesse in Gang sein könnten.
Glukosetoleranz-Messung: Sowohl mittels Blut- und Harnuntersuchung als auch mit der PET (Positronen-Emissions-Tomografie) kann man den Glukose-Stoffwechsel in den Parietallappen überprüfen und damit einen Hinweis auf Abbauvorgänge bekommen. Insulin kann ein Therapieinstrument sein, wenn man mit einem Internisten gut zusammenarbeitet.
Liquorpunktion: Die prognostisch genaueste Aussage erhält man über die Untersuchung des Gehirnwassers. Mittels Punktion in den Rückenmarkskanal kann man Phospho-Tau, Beta-Amyloid 1-42 und Alpha-Synuclein bestimmen. Der Anstieg von Phospho-Tau und der Abfall von Beta-Amyloid 1-42 bedeutet, dass eine Alzheimer-Erkrankung im Gange ist. Vermindertes Alpha-Synuclein bedeutet, dass eine Demenz, die Lewy-Body beinhaltet, im Gange ist. Bevor man so eine Untersuchung macht, muss mit dem Patienten ganz genau besprochen werden, welche Konsequenzen das für seine Lebensführung haben wird, wie sich seine Rolle im Leben verändern wird und welche Neuplanungen erforderlich sein werden.
Es ist nicht zielführend, Untersuchungen zu machen, wenn man keine Konsequenzen daraus ziehen will. Z.B.: Wozu eine Liquorpunktion machen, wenn der Patient nicht mit dem Rauchen aufhören will? Wozu Fett- und Zuckeranalysen durchführen, wenn der Patient nicht bereit ist, seinen Lebensstil zu ändern?
Neurologische Untersuchung: Diese Untersuchung soll sicherstellen, ob andere Ursachen, wie Hirntumore oder chronische neurologische Erkrankungen wie Parkinson, für die neuropsychologischen Probleme verantwortlich sein könnten.

Genetische Faktoren bestimmen: Die seltensten Formen der Alzheimer-Erkrankung sind vererbt. Wenn vor dem Alter von 65 Jahren Probleme auftreten, sollte man immer nach der genetischen Form fahnden. Durch die Bestimmung von Apolipoprotein E. Homozystein wird untersucht, was die Ursache ist. Wenn man Durchblutungsstörungen, die vorübergehend auftreten oder zu länger dauernden Störungen führen, vermutet, dann macht man Spezialuntersuchungen, wie z.B. eine SPECT-Untersuchung. Bei dieser Kopfuntersuchung kann man die Stellen orten, die betroffen sind (Beispiel: beim Parkinson die Basalganglien).

Nahrungsmittel, die helfen können

Sesam, Safran: Es spricht einiges dafür, dass diese Gewürze nicht nur die Darmkrebsrate senken und das körperliche Wohlbefinden stärken, sondern durch die antioxidative Wirkung auch mehr für das Gehirn tun als andere gesunde Nahrungsstoffe. In naher Zukunft wird die erste doppelblinde Studie aus unserem Haus fertig sein, dann wird wissenschaftlich gesichert sein, ob diese Gewürze wirklich mehr können als andere.

Grüner Tee: Die schützende Wirkung von grünem Tee ist in einigen Studien nachgewiesen und wird als sehr sinnvoll in der Vorbeugung und Verbesserung von milden Gedächtnisstörungen eingeschätzt.

Walnüsse: Mit den Walnüssen verhält es sich wie mit dem grünen Tee. Es gibt auch hier Studien, insbesondere in Bevölkerungsgruppen, die viel Walnüsse essen, die zeigen, dass der Anteil der kognitiven Störungen verglichen mit anderen Gruppen geringer ist.

Nikotin und Koffein: Bei einem Nichtraucher kann ein Nikotinpflaster oder ein Nikotinkaugummi die Konzentration und Leistung verbessern, das gilt auch für Kaffee, wenn der Kaffee selten und nur als Leistungsverbesserer eingesetzt wird. Jede Form von Rauchen ist schädlich. Ständiger Kaffeekonsum führt nur zur Vermeidung von Entzugserscheinungen. Trinkt jemand regelmäßig Kaffee, dann wird er beim Absetzen sehr müde und schlapp werden. Dies dauert ca. drei bis vier Tage, dann ist der Entzug vorbei. Hilfreich sind die Stoffe nur, wenn sie selten und gezielt eingesetzt werden.

Vitamin D, Vitamin B_{12} und Folsäure: Falls hier Defizite nachgewiesen werden, sollen sie ausgeglichen werden. Die Betonung liegt auf Defizite. Vitamine einfach so zu schlucken, ist Unsinn.

Medical Food: Konzerne wie Danone haben in Studien gezeigt, dass kurzfristig eine Mixtur aus Omega-3-Fettsäuren wie EPA und DHA, sowie Cholin und Uridin (Monophosphat, ein Baustein der RNA) die Wort- und Namensgedächtnisleistung bei milden Alzheimersymptomen verbessert. Die örtliche Orientierung blieb unverändert. Die Studie ist zweifellos in Ordnung, es ist jedoch klar, dass die mediterrane und indische Kost gleichwertig, wenn nicht besser sind. Konzerne wie Danone werden Medical Food propagieren, ich würde die 5-Sterne-Küche der Lisl Wagner-Bacher wählen. Das kostet maximal gleich viel und bringt viel mehr Genuss. Leider können sich die 5-Sterne-Köche nicht die millionenteuren klinischen Studien leisten. Aber es wäre doch toll, wenn wir als Versuchspersonen essen gehen könnten, nichts dafür zahlen müssten und uns immer besser fühlen würden. Das wäre Präventivmedizin! Menschen lassen sich aber gern einreden, man brauche nur einen kleinen Medical-Food-Drink und schon könne man alles andere, was präventiv wichtig ist, vergessen.

Mineralstoffe wie Kupfer, Selen, Zink und Ähnliches: Schlucken Sie nichts ohne vorher eine ausführliche Diagnostik durchlaufen zu haben. Die Einnahme von Mineralstoffen ist nur sinnvoll, um Defizite auszugleichen, ein Zuviel von einem Mineral kann eine unangenehme Interaktion mit einem anderen auslösen und insgesamt mehr Schaden als Nutzen stiften. Auch natürliche Stoffe, pflanzliche Stoffe können schaden. Paracelsus hat gesagt: Die Dosis macht das Gift. Das gilt immer noch.

Medikamente

Cerebrolysin: Dieses Medikament wird nach Schädelhirntraumen eingesetzt und steht als Infusion zur Verfügung. Es ist bewiesen, dass es in der frühen Demenz im Vergleich zu Placebo einen verbessernden Gedächtniseffekt hat. Es wurde eine große Studie bei Patienten gemacht, die sich mit diesem Medikament erholten, wenn es gemeinsam mit dem Standardmedikament mit dem Wirkstoff Donepezil verwendet wurde. Daten für subjektive Beschwerden liegen aus Doppelblindstudien nicht vor, allerdings gibt es Fallberichte in diese Richtung. Es müsste eine größere Patientengruppe untersucht werden. Wenn man das Medikament prinzipiell verträgt, kann es Nutzen bringen, ohne zu schaden. Es ist jedoch mühsam in der Anwendung, weil Infusionen immer mühsam sind.

Piracetam: Dieses Medikament wird nach Traumen oder bei Alkoholentzügen und zur Verbesserung des Gedächtnisses eingesetzt. Es gibt große Studien, die belegen, dass die Konzentration und das Gedächtnis bei subjektiven Beschwerden und auch bei MCI (mild cognitive impairment) besser werden.

Modafinil: Dieses Medikament ist, unter ärztlicher Aufsicht und richtig angewandt, ein ungefährliches Hirndopingmittel. Es kann Konzentration, Gedächtnis, Geschwindigkeit und Leistungsfähigkeit verbessern. Seine Wirkung bei der Multiplen Sklerose und auch bei Fatigue und anderen Leistungsbeeinträchtigungen ist gut untersucht. Die Energiesteigerung, die Fähigkeit zu reagieren und Erschöpfung zu vermeiden, ist nachgewiesen.

Guanfacin: Dieses Medikament kann den Schlaf, die Konzentration und die Leistung verbessern. Das ist eine seltene Kombination, dass etwas beruhigt und gleichzeitig gut für die Gehirnleistung ist. Allerdings ist es im Moment nur bei Kindern mit Aufmerksamkeitsstörungen zugelassen. Sie müssen den richtigen Spezialisten finden, der sich damit auskennt.

Methylphenidat: Es ist als Ritalin im Handel und unterliegt dem Suchtgiftgesetz. Es kann sich bei Apathie und depressiven chronischen Zuständen als sehr hilfreich erweisen, allerdings nur in den Händen eines erfahrenen Mediziners, weil die Nebenwirkungen oft den Nutzen übersteigen.

Dextroamphetamin: Es ist als Benzedrin (Amphetamin), Adderall (Amphetamin plus Dextroamphetamin) im Handel, unterliegt strikt dem Suchtgiftgesetz und ist nur in Ausnahmefällen sinnvoll. Mediziner gehen damit sehr sorgsam um, weil es gefährliche Nebenwirkungen hat, wie z.B. Schlaganfall.

Acteylcholin: Dieser Botenstoff wird fürs Gedächtnis gebraucht und kann als Vorstufe in den Körper aufgenommen werden. Als Deanol ist es als Medikament erhältlich. Die Indikation muss der behandelnde Arzt sorgfältig stellen.

Dopamin: Das ist das Glückshormon schlechthin. Der Körper stellt es dann her, wenn gute Emotionen erzeugt werden: Essen, Sex und gute Erlebnisse treiben die Dopaminwerte in die Höhe. Medizinisch werden dazu Amphetamine und Amphetamin-Abkömmlinge eingesetzt. L-Dopa wird in der Parkinsontherapie eingesetzt. Phentylpropanolanil, Methylphenidat (Ritalin), Gingkospezialextrakte wie Tebonin wirken auf den Dopaminspiegel im Blut. Aber es geht nichts über Lebensfreude, die durch Riechen, Schmecken, Lieben und Genießen ausgelöst wird. Und wenn damit noch gleichzeitig ein Lernerlebnis verknüpft ist, umso besser.

Kalziumantagonisten: Diese Medikamente werden zur Blutdruckregulation eingesetzt und haben eine gefäßtonisierende

Wirkung. In diese Gruppe gehören Methylphenidal, Nifedipin, Verapamil, Diltiazem und Nimodipin. Nimodipin hat eine Sonderstellung, weil es die Blut-Hirn-Schranke überwinden kann und auch zur Migräneprophylaxe verwendet wird. Entsprechend gut tonisiert es die Gefäße.

Norepinephrin: Norepinephrin ist die Vorstufe von Noradrenalin und kann bei Schockzuständen den Blutdruck wiederherstellen. Es wird in der Notfallmedizin verwendet und ist damit das Medikament, das das Gehirn vor schockbedingten Schäden schützt.

3. Stufe GDS: Früheste klare Defizite

Es treten mehr als eines der folgenden Symptome auf:

- Der Patient ist während einer Reise, einer Unternehmung an einen unbekannten, nicht vertrauten Ort verloren gegangen.
- Mitarbeiter haben die schlechte Leistung des Patienten bemerkt, verglichen mit der Leistung, die zu erwarten sie gewohnt waren.
- Wort- und Namensfindungsstörungen werden von nahen Angehörigen bemerkt.
- Der Patient liest eine Buchpassage oder einen Zeitungsartikel und kann sehr wenig behalten und/oder wiedergeben.
- Der Patient zeigt bei der Vorstellung neuer Menschen und Namen eine deutlich eingeschränkte Aufnahmefähigkeit.
- Der Patient hat etwas Wertvolles verloren oder verlegt, ohne zu wissen wo.
- Während der klinischen Untersuchung wird ein Konzentrationsdefizit offensichtlich.

Die objektive Evidenz des Gedächtnisproblems wird im klinischen Interview nur sichtbar, wenn es intensiv und ausreichend

lang ist. Die Leistungseinschränkung wird in Arbeitssituationen und sozialen Situationen, die fordernd sind, sichtbar.
Der Versuch, die Defizite zu verstecken, beginnen Teil des Verhaltens des Patienten zu werden, während Angehörige zunehmend Hilfe suchen. Milde bis starke Angst kommt in diesem Stadium häufig vor.
In Stufe 3 ist eine medikamentöse Versorgung nötig.

Medikamente
Die Medikamente sind als Langzeitmedikamente einzusetzen. Einmal verloren gegangene Leistungen und Fähigkeiten werden durch die Medikamente nicht mehr hergestellt. Es besteht die Möglichkeit einer Stabilisierung der Leistung über einige Jahre. Auch eine Verschlechterung bedeutet nicht, dass die Medikamente abgesetzt werden sollen.
Werden Medikamente probehalber abgesetzt, dann kommt es zu einer raschen Verschlechterung, die nicht mehr aufgeholt werden kann.
Daher ist die Entscheidung darüber, ob ein Medikament eingesetzt wird oder nicht, eine sehr langfristig angelegte. Es gibt ausreichend Studien, die belegen, dass Placebos deutlich schlechter wirken.
Das Medikament sollte nach Verträglichkeit und möglichst einfacher Anwendung ausgewählt werden. Eine Kombination von Memantin mit einem Acetylcholinesterase-Hemmer ist einer Monotherapie überlegen.
Die Krankenkassen bezahlen meist nur ein Medikament, in Ausnahmen, mit ausführlicher Begründung des Arztes, ist es jedoch möglich, auch mehrere Medikamente zu bekommen, allerdings wird bei der Bewilligung auf den Lebensstil des Patienten und seinen eigenen Beitrag zur Gesundheit geachtet.
Memantin: Die Handelsnamen von Memantin sind Ebixa oder

Axura. Dieses Medikament ist das verträglichste. Es wird bei milder Demenz empfohlen, wenn es eine Unverträglichkeit gegenüber Acetylcholinesterase-Hemmern gibt. Bei schwereren Demenzformen ist es das Mittel erster Wahl.
Jede Woche wird von 5 mg um 5 mg gesteigert, bis zu einer Dosis von 20 mg. Eine 20-mg-Tablette ist erhältlich, sie sollte morgens genommen werden. Es ist Sache des Arztes, diese Dosis festzulegen. Im Einzelfall muss der Arzt entscheiden, was das Beste ist.

Acetylcholinesterase-Hemmer

Diese Medikamente sind in der Therapie der Alzheimer-Erkrankung gut etabliert. Sie halten den Abbau nachgewiesenermaßen auf und bringen über Jahre eine bessere Lebensqualität. Entscheiden Sie gemeinsam mit Ihrem Vertrauensarzt und Ihren Angehörigen über diese Medikation, und verhandeln Sie ein klares, realistisches Ziel, für das Sie das Medikament einsetzen wollen.
Zum Beispiel: Ich möchte weniger ängstlich sein und mit den Gedächtnislücken gelassener umgehen. Oder: Ich möchte weniger rasch in Stress geraten, wenn ich in eine schwierige Situation komme.
Ein unrealistisches Ziel ist zum Beispiel: Ich möchte wieder ein Gedächtnis haben wie vor zehn Jahren. Realistisch wäre in diesem Zusammenhang: Ich möchte, dass mein Gedächtnis in der nächsten Zeit nicht schlechter wird.
Die Medikamente, die zur Auswahl stehen, werden nun angeführt, damit Sie wissen, was Ihr Arzt zur Verfügung hat und dass es mehrere Wirkstoffe und Kombinationen gibt. Dies ist vor allem wichtig, weil eine Nebenwirkung, nämlich Übelkeit, häufig ist.
Donepezil (Aricept): Dieses Medikament wird oral gegeben, da-

bei wird mit 5 mg begonnen und auf die Wirkdosis von 10 mg gesteigert. Es ist nachgewiesen, dass in Kombination mit Memantin die Wirkung besonders ausgeprägt ist. Auch in Kombination mit Cerebrolysin ist die Wirkung hervorragend.
Cerebrolysin wurde in einer Studie fünf Tage durch vier Wochen mit 10, 30 und 60 ml pro Infusion verabreicht, nach einem halben Jahr wurde die Behandlung wiederholt. Danach kam es zu einer Verbesserung der kognitiven Leistungen.
Der Aufwand ist hoch, die Infusionen sind eventuell belastend, allerdings sind die Rückmeldungen der Patienten meist sehr positiv und sie kommen aktiv nach einem halben Jahr zurück, um die nächste Serie von Infusionen zu erhalten. Der Patient muss entscheiden, ob Aufwand und Nutzen in Relation zum Ergebnis stehen. Auch die Bezahlung der Infusionen ist problematisch, weil die meisten Versicherungen die Infusionen nicht bezahlen.
Galantamin (Reminyl): Man beginnt mit einer Dosis von 8 mg und steigert auf eine Wirkdosis von 16 mg oder 24 mg pro Tag. Die Retardform der Tablette wird am besten vertragen, weil dann die Hauptnebenwirkung Übelkeit am geringsten ist. Von den Acetylcholinesterase-Hemmern wird dieses Medikament meist am besten vertragen.
Rivastigmin (Exelon): Dieses Medikament wird am besten als Pflaster verwendet und mit 4,6 mg begonnen. Dann wird auf die Wirkdosis von 9,5 mg bis 17,4 mg pro 24 Stunden gesteigert. Es können auch Kapseln verwendet werden, diese beinhalten 6 mg. Die Kapseln sollten zweimal täglich gegeben werden. Die Hautverträglichkeit des Pflasters ist gut, die Hauptnebenwirkung Übelkeit ist beim Pflaster geringer.

4. Stufe GDS: Deutliche Zeichen auch schon im klinischen Gespräch sichtbar

Die Defizite manifestieren sich in folgenden Punkten:

- Vermindertes Wissen über aktuelle oder kurz zurückliegende Ereignisse
- Defizite im Wissen über die eigene persönliche Lebensgeschichte
- Konzentrationsstörungen bei Rechenaufgaben, etwa beim wiederholten Abziehen einer Zahl, z.B. 7 von 100.
- Eingeschränkte Fähigkeit zu reisen oder finanzielle Transaktionen durchzuführen
- Eine Uhr, auf der es 10 vor 10:00 ist, kann nicht gezeichnet werden, und auch die Zeiger können nicht mehr richtig platziert werden.

Meist bestehen in den folgenden Punkten noch keine Probleme:

- Orientierung in der Zeit und im Ort
- Wiedererkennung der Familie, der Angehörigen und anderer Vertrauter
- Fähigkeit, bekannte Orte zu finden.

Allerdings können komplexe Aufgaben nicht mehr bewältigt werden. Die Defizite zu ignorieren und herunterzuspielen ist der wichtigste Verteidigungsweg der Patienten. Die Gefühle werden flacher und die Patienten beginnen, herausfordernde Situationen zu vermeiden.

Diagnose und Therapie

In diesem Stadium gibt es eine sichere medizinische Diagnose im MMSE und im Uhrentest. Dies ist derzeit die Standard-Diagnostik.

In diesem Stadium wird nach heutigem medizinischem Standard eine Alzheimer-Krankheit diagnostiziert.
Allerdings sind das dann bereits Fälle, in denen die Möglichkeiten einer guten Versorgung schon verpasst wurden und die Medikamente Memantin, Acetylcholinesterase-Hemmer und eine Kombination aus beiden nicht mehr so gut wirken. Die Möglichkeiten der Vorbeugung sind zu diesem Zeitpunkt auch nicht mehr gegeben.
Es ist in diesem Stadium auch kaum mehr möglich, Sport zu betreiben, wenn er nicht schon zuvor fixer Bestandteil des Alltags war, weil die Eigeninitiative des Patienten sehr gering ist und alles Fremde abgelehnt wird.
Der Zeitpunkt der Kooperation ist vorbei. Verleugnung und Vermeidung sind das Verhaltensrepertoire des Betroffenen. Der Patient fühlt sich von „neuen" Dingen belästigt und gestört, der Zeitpunkt einer möglichen Verbesserung ist absolut versäumt.
Die Medizin bietet dann Versorgungsmöglichkeiten an, die die Aggression, die Angst und den Missmut der Patienten positiv beeinflussen können, etwa Antidepressiva oder auch Neuroleptika.
Die Medizin bietet auch Hilfe in der Bewertung der Pflegebedürftigkeit an. Zu diesem Zeitpunkt ist eine 24-Stunden-Betreuung unbedingt erforderlich, da der Vertrauensgrundsatz nicht mehr gelten kann. Maschinen wie der Herd, die Kaffeekanne, das Telefon, die Heizung können nicht mehr bedient werden und auch der Kühlschrank kann nicht mehr so benützt werden wie vorgesehen. Lebensmittel vergammeln und werden nicht als vergammelt oder gefährlich wahrgenommen.
Hier gilt es, die positiven Emotionen im Auge zu behalten. Es gibt keine Möglichkeit einer Kooperation über den Verstand mehr. Es ist sinnvoll zu versuchen, durch Vermittlung positiver

Gefühle miteinander glücklich zu sein. Musik kann das. Streicheln kann das. Zusammensitzen und singen ist auch so ein positives Lebensgefühl, ebenso gemeinsam essen. Menschen essen gerne, auch jene, die das früher nicht gemacht haben. Menschen, die früher nur über den Verstand existiert haben (Bücherratten, Universitätsprofessoren, Asketen und Philosophen), können das Leben genießen, wenn sie essen. Tanzen und Tiere betrachten, das vermittelt positive Gefühle. Menschen können Gefühle auch ohne den Verstand leben. Sie sind nicht mehr das, was sie waren, aber sie leben gerne im Gefühl.

5. Stufe GDS: Der Patient kann nicht mehr allein leben und ist auf Hilfe angewiesen

Die Patienten können nicht mehr selbstständig leben, sie sind auch nicht mehr in der Lage, relevante Dinge über das eigene Leben zu verstehen oder wiederzugeben.
Die Adresse der eigenen Wohnung, in der der Betroffene viele Jahre verbracht hat, kann nicht mehr abgerufen werden. Die Namen naher Familienangehöriger wie Kinder, Ehemann, Ehefrau sind nicht mehr geläufig.
Der Namen der Schule und des Arbeitsplatzes von früher sind nicht mehr geläufig. Die Zeit, der Ort, die Jahreszeit, das Jahr sind nicht mehr geläufig. Manche wichtige Stationen im Leben von früher können oft noch erinnert und auch besprochen werden. Es wird für den Patienten schwierig, die richtige Kleidung auszusuchen, etwa zur Jahreszeit passend oder zum Schlafengehen. Auch die Reihenfolge der Kleidungsstücke, was kommt drunter und was drüber, wird zunehmend vergessen. Der Gang zur Toilette wird schwierig und auch beim Essen wird Hilfe benötigt.

Manchmal kann noch das frühere Individuum aufblitzen, für ein paar Minuten, ein paar Stunden, es können manchmal Situationen vorkommen, die so sind, als wäre keine Krankheit im Spiel. Die Pflegebemühungen sind anstrengend, die Pfleger bekommen zunehmend nichts zurück, sie werden nicht wahrgenommen, weil das Individuum sich selbst auch nicht wahrnimmt. Die Identität ist nicht mehr vorhanden. Verhaltensweisen, die ein Leben lang Spaß gemacht haben, wie zum Beispiel sich in die Badewanne legen, auf Parkbänken sitzen, sind noch vorhanden, manche auch in übertriebenem Maße. Ein kranker Mensch geht dann fünfmal am Tag baden, das ist anstrengend für die Pfleger, aber ein Genuss für den Kranken. Eine individuelle Pflege kann das bieten. Die Medizin und die Pflege versuchen dennoch, die Aktivitäten am Tag zu fördern und in der Nacht für Schlafruhe zu sorgen. Das gestaltet sich oft nicht einfach.
Die Therapie besteht aus Pflegebemühungen, genauso wie im Endstadium. Medikamente helfen, das Sozialverhalten zu regulieren, die positiven Gefühle möglichst zu erhalten und die Ängste und Aggressionsimpulse zu vermeiden. Hier braucht es gute Mediziner, die mit Demenz-Medikamenten, Antidepressiva sowie Sinn für Medikamenten-Interaktionen gut umgehen können.

6. Stufe GDS und 7. Stufe GDS: Das Ich verschwindet

Allmählich beginnt das Vergessen der Angehörigen, der Fertigkeiten, der Sprache und der Fähigkeit zu essen und zur Toilette zu gehen.
Diese Stufe ist eine reine Pflegestufe. Es gibt keine Eigeninitiative mehr, es gibt keine Möglichkeit mehr, etwas zu verändern. Man muss darauf achten, wenig Angst zu erzeugen. Das kann

man nur, indem die immer gleichen Rituale wiederholt werden. Die Kommunikation ist eine reine Zuwendungskommunikation. Streicheln, lächeln, das Gleiche wiederholen. Es ist alles gut, es ist friedlich, es ist warm. Energie und Ich-Erleben sind nicht mehr möglich. Es ist eine Lebenssituation in Ruhe. Es ändert sich nichts mehr. Die Menschen essen meist gern, wenn sie gefüttert werden, und werden aggressiv, wenn sie Angst haben. Sie schöpfen Frieden aus Wiederholung und Gleichklang.

Die Pfleger dürfen nicht bedürftig sein, sie bekommen nichts. Vielleicht, wenn Sie Glück haben, gibt es einmal ein Lächeln, leider geht das auch verloren.

Wenn Menschen in ihrem Leben sehr zufrieden waren, sind sie es meist auch in diesen Stadien, ihre Individualität ist allerdings nicht mehr erkennbar, nur manchmal, da kann es einen Moment geben, der wie früher ist.

Für den Fall, dass es ernst wird

Je ehrlicher Sie sind, je genauer Sie sich kennen, desto klarer wissen Sie, ob Ihr Gedächtnis in Ordnung ist und desto genauer spüren Sie Abbauerscheinungen. Sie lernen zwischen gesundem Altern und einem frühzeitigen, raschen Abbau zu unterscheiden.

Wenn Sie das Pech haben sollten, mehr Abbau aushalten zu müssen als andere und erkennbar wird, dass Sie an einer Demenzerkrankung leiden, dann ist es wichtig, mit Ihrem Partner, Ihren Angehörigen und jenen, die Sie pflegen werden, einen Vertrag zu schließen.

Für Ihre Angehörigen ist die Patientenverfügung sehr hilfreich: Das langsame Verdämmern wird Sie selbst früher oder später nicht mehr stören. Deshalb müssen Sie rechtzeitig vorsorgen, denn Ihre Angehörigen werden die Aufgabe übernehmen und für Sie sorgen müssen. Kommen Sie ihnen mit viel Verständnis entgegen, treffen Sie die notwendigen Vorkehrungen und klären Sie Ihre Bedürfnisse, solange Sie noch an Bord sind. Regeln Sie so schnell wie möglich, was Sie in den nächsten Jahren möchten: Wer soll als Arzt zugezogen werden, wer regelt Ihre Finanzen, wer soll im Falle einer Pflegebedürftigkeit Hilfe anbieten können oder dürfen, wie soll eine Pflegeperson zu Urlaub und Ausspannen kommen etc.

Unter www.patientenverfuegung.de, www.50plus.at können Sie Patientenverfügungen herunterladen, mit Ihrem Hausarzt ausfüllen und mit Ihren Angehörigen vereinbaren, was zu regeln ist.

Handeln Sie rechtzeitig

Sie sollten immer wieder Tests machen, die den Alltag und die tägliche Sicherheit betreffen, und die Ergebnisse dieser Tests sollten Konsequenzen haben, die Sie vorher, bevor Sie nicht mehr „sicher" sind, besprochen haben. Wie viel Rücksicht sind Sie bereit zu nehmen, wenn es um das Autofahren geht? Ab 75 sollte man jedes Jahr Reaktionszeit und Konzentrationsfähigkeit testen lassen – und ggf. die Konsequenzen daraus ziehen. Das gleiche gilt für Abbauzeichen, die sich früher zeigen und die über das normale Altern hinausgehen. Schauen Sie hin, erlauben Sie sich den Blick auf Ihre Schaltzentrale, bevor „das Flugzeug" abstürzt.

Machen Sie rechtzeitig einen Plan für den „Fall der Fälle". Berücksichtigen Sie dabei die Kraft und die Grenzen Ihrer Angehörigen. Kein Angehöriger kann 24 Stunden am Tag Hilfe leisten. Eine 70-jährige Tochter kann ihre 94-jährige Mutter nicht rund um die Uhr betreuen. Überlegen Sie sich Ihre Ansprüche.

Bedenken Sie, Menschen haben für eine 39-Stunden-Woche gekämpft. Mit 65 gehen sie in Pension. Und dann sollen sie 7 x 24 Stunden Bereitschaftsdienst haben und bei Bedarf pflegen?

Wenn Sie betroffen sind, dann versuchen Sie so rasch wie möglich mit den Menschen, deren Ressourcen Sie brauchen, einen Vertrag zu schließen. Seien Sie dabei respektvoll, was Ihre Ansprüche an andere, an die Personen, die Sie pflegen werden, betrifft. Dann werden auch Sie mit Respekt behandelt werden und Ihre Würde bewahren, weil alle Beteiligten wissen, dass Sie Grenzen respektieren und auch eigene Grenzen begreifen. Wenn Sie hingegen stur sind und sagen „Niemals gehe ich ins Heim!" oder „Niemals gebe ich meinen Führerschein zurück!", dann haben Sie keinen Respekt vor anderen und dürfen auch nicht auf deren Respekt hoffen. Es ist Zeit, ein letztes Mal menschlich zu anderen zu sein, sonst haben Sie das Leben nicht begriffen. Wenn es ernst wird, dann sollten Sie diese Lektion gelernt haben.

Sie müssen sich auch ausrechnen, was Pflege kostet und wie sie bezahlt werden soll, Hilfsorganisationen helfen Ihnen dabei.

Unter anderem bei folgenden Organisationen können Sie Rat und Hilfe finden:

Österreich
www.mas.or.at
www.pflegedaheim.at
www.zuhausepflegen.at
www.senecura.at
www.diakonie.at
www.hilfswerk.at
www.volkshilfe-wien.at
www.vsp.at
www.sicherleben.at
www.caritas.at

Deutschland
www.alzheimerforum.de
www.deutsch-alzheimer.de
www.alzheimer-selbsthilfe.de
www.linara.de
www.pflegedienst-seniorplus.de
www.herbstzeit.de
www.seniorenhilfe24.org

Schweiz
www.alz.ch
www.schrittweise.ch
www.curaviva.ch
www.pro-senectute.ch
www.alzheimerforum.ch

Vertrauen lernen, Hilfe annehmen

Hilfe gelingt dann am besten, wenn der Hilfsbedürftige auch gelernt hat, Hilfe anzunehmen. Hilfe anzunehmen ist eine hohe Kunst. Diese Kunst setzt voraus, dass Vertrauen herstellbar ist und die eigenen Möglichkeiten nicht über- und nicht unterschätzt werden. Sie haben ein paar Jahre Zeit, Vertrauen zu üben.

Wenn ein schweres körperliches Leiden dazukommt, eine Krebserkrankung, ein Schlaganfall, dann sollte man seinen Weg mit einem Mediziner planen, der für das Fach „Palliativmedizin“ geschult ist, damit man nicht im Akutbetrieb eines Gemeindekrankenhauses landet, der einen als „Pflegefall“ in ein Gangbett schiebt und sich nicht weiter um einen kümmert. Das passiert nicht, weil Mediziner grausam sind, sondern weil sie handlungsorientiert sind und ihr Handeln nicht auf Pflege orientiert ist und auch nicht sein kann. Ein Herzinfarkt, ein Magendurchbruch, eine lebensbedrohliche Akutsituation erfordern die ganze Kraft der Mediziner – und dann ist Schichtwechsel, die neue Dienstmannschaft kommt und in der nächsten Schicht haben wieder die Krisen Vorrang. Würdevolle Pflege ist etwas ganz anderes und erfordert auch andere Qualifikationen – eben die Palliativmedizin und die Pflegemedizin. Es gibt Fachleute für Geriatrie und Geriatriepflege.

Das Gute ist, wir werden alle so alt, dass wir früher oder später den Sinn des Lebens – sich selbst und andere zu begreifen, zu verstehen und zu respektieren – erfassen müssen, oder wir versinken im Nebel, in der Einsamkeit oder der Sturheit der Depression.

Sie haben das Buch zu Ende gelesen, Sie haben Ihre Bereitschaft, zu verstehen und sich selbst zu managen, damit klargemacht.

Falls es notwendig werden sollte: Sehen Sie sich rechtzeitig um, wer in Ihrem Umfeld genügend Freiraum und genügend Kraft hat, Sie auf Ihrem Weg in den Nebel zu begleiten, Sie werden sicher fündig werden. Wer sich fallen lassen kann und vertrauen kann, der kann auch in den Nebel gehen.

Ich habe als Arzt und Mensch viel mit Menschen zu tun, die vertrauen gelernt haben. Meine erste Privatpatientin wurde mir von einem damals rüstigen Mann anvertraut. Er kam zu mir und sagte: „Wenn ich einmal nicht mehr kann, können Sie sich um mich und um meine Frau kümmern?“ Er hatte ein Sparbuch dafür angelegt, samt klarer Widmung, was damit passieren soll. Was ich nicht wusste, er merkte zu diesem Zeitpunkt bereits genau, dass er mitten auf dem Weg in den Nebel war. Er organisierte eine Pflegerin, denn er wusste, seine Frau würde nicht in der Lage sein, diese Hilfestellung zu geben. Sie war selbst labil und brauchte irgendwann auch Hilfe. Der alte Herr sagte immer, wenn man ihn fragte, wie es ihm gehe: „Danke, sehr gut, ich bin sehr zufrieden." Irgendwann konnte er dann auch das nicht mehr sagen, aber er konnte immer noch lächeln. Mit 96 ist er lächelnd gestorben. Das Sparbuch reichte auch noch für die Versorgung seiner Frau bis zu deren Tod, er hatte das Sparbuch einem klugen Freund anvertraut. Ich habe beide in bester Erinnerung und die Weitsicht des alten Herrn ist mir oft eine Hilfe. Ich hatte mich immer gewundert, warum er mich junges Ding ausgewählt hatte: Er wusste, dass in seiner Familie alle fast 100 wurden, das hat er immer wieder gesagt, er konnte einfach rechnen und wollte sichergehen, dass der Betreuer noch nicht in Pension ist, wenn es ernst wird. Als seine Frau starb, war ich 56 – er hatte klug gerechnet.

Sein Lächeln im Nebel war immer echt. Er konnte im Nebel genauso ungestört lächeln wie in den Jahren davor.

Danksagung

Ich darf mich bei meinen Teammitgliedern bedanken, die bei „Brain-Live", dem „Institut für präventiven Gehirnservice", um die Themen Gedächtnis, Lebensqualität und Alzheimervorsorge bemüht sind:
Jana Goldmann, Verena Riegler, Nicole Stadler-Goldmann unterstützen mich als Psychologinnen bei der Testung und bei unserer Vorbeugestudie mit Sesam und Safran, bei der herausgefunden werden soll, ob diese Gewürze mehr können als gut schmecken. Sie unterstützen die Menschen auch therapeutisch.
Für die Wissenschaft ist Dipl.-Ing. Dr. Thomas Eidenberger unverzichtbar und leitend in der Sesam/Safran-Studie Studie tätig.
Für das Gelingen dieser Studie danke ich besonders Dr. Eva Luschinsky, die uns mit Vertrauen und finanziell sehr geholfen hat.
Elisabeth Freydl, Ramona Feichtinger und Thomas Memmer helfen mir als Mediziner bei der Diagnostik und therapeutischen Begleitung unserer Patienten, auch unserer Alzheimer-Patienten.
Sie haben mir beim Denken geholfen und sind ein großartiges Team.
Meine Assistenten Marian Došen, Lisa Lintner und Friederike Repinz bemühen sich am Telefon, alle Wünsche unter alle Hüte zu bekommen und selbst den Kopf nicht zu verlieren.
Das Team hat darauf bestanden, dass wir dieses Buch brauchen. Ich fand das eine gute Idee, weil wir die Hilfe, die wir unseren Patienten geben, so zusammenfassen wollten, dass sie auch im Alltag darauf Zugriff haben und sich nicht alles merken müssen. Wir haben viel Arbeit und viele Patienten und wollen, dass

Sie uns so lange wie möglich nicht brauchen oder möglichst nur zur Prophylaxe und Prävention vorbeischauen.
Das Buch ist eine Momentaufnahme, es soll eine Anregung dafür sein, was mit Ärzten und Psychologen besprochen werden soll, wenn es um Gesundheitsprävention geht. Das Hirn fit halten wollen wir alle, auch die, die dieses Buch geschrieben haben und die, die die Patienten behandeln.
Die Fallbeispiele sind von meinen Mitarbeitern sorgfältig ausgesucht worden und stimmen so, wie sie hier stehen, sie wurden nur so weit verändert, dass die Anonymität gewahrt wird.
Als Kopfarbeiter fürchtet man sich selbst am meisten vor dem Nebel, den ein Hirnabbau bedeuten kann. Da hilft Reflexion und Auseinandersetzung mit dem Thema. Mir hilft es, deshalb hoffe ich, es hilft auch Ihnen.
Besonderer Dank gehört Vera Brandes, die das Forschungsprogramm Musikmedizin an der Paracelsus-Medizin-Privatuniversität Salzurg (PMU) leitet und ihre Expertise zur Verfügung gestellt hat. Eine Beschreibung ihres hilfreichen Tuns findet sich im Abschnitt „Musikmedizin“.
Dank gilt auch meiner Freundin Eva Pritz, Leiterin der psychotherapeutischen Ambulanz der Sigmund-Freud-Privatuniversität Wien, weil sie immer auf Reflexion besteht und darauf, darüber nachzudenken, was wir machen, wenn wir alt sind. Das hilft.
Ein gemeinsames Seminar mit Professor DDr. Michael Lehofer hat viel Spaß und Reflexion in der Peer-to-Peer-Group mit Kollegen gebracht, im Kapitel „Mental fit, mental erwachsen, mental gesund“ ist das Ergebnis sichtbar.
Ein Edelgenuss ist es, Lisl Wagner-Bacher für die Idee des „Hirnfutters“ gewonnen zu haben. Diesen Genuss kann ich nur weiterempfehlen – ihre hirnfütternden Köstlichkeiten gönne ich mir selber und auch meinem Team. Ein besonderer Verehrer